健康条辨

主编 罗仁 邝柳燕 周迎春

华南理工大学出版社
SOUTH CHINA UNIVERSITY OF TECHNOLOGY PRESS
·广州·

图书在版编目（CIP）数据

健康条辨/罗仁，邝柳燕，周迎春主编．—广州：华南理工大学出版社，2020.7

ISBN 978-7-5623-6356-9

Ⅰ．①健…　Ⅱ．①罗…　②邝…　③周…　Ⅲ．①亚健康-中医临床-经验-中国-现代　Ⅳ．①R249.7

中国版本图书馆CIP数据核字（2020）第077616号

JIANKANG TIAOBIAN

健康条辨

罗仁　邝柳燕　周迎春　主编

出 版 人： 卢家明

出版发行： 华南理工大学出版社

（广州五山华南理工大学17号楼，邮编510640）

http://www.scutpress.com.cn　E-mail：scutc13@scut.edu.cn

营销部电话：020-87113487　87111048（传真）

责任编辑： 陈苑雯　周莉华

责任校对： 李　桢

印 刷 者： 广州市新怡印务有限公司

开　　本： 889mm×1194mm　1/32　**印张：** 3.25　**字数：** 72千

版　　次： 2020年7月第1版　2020年7月第1次印刷

定　　价： 38.00元

主编简介

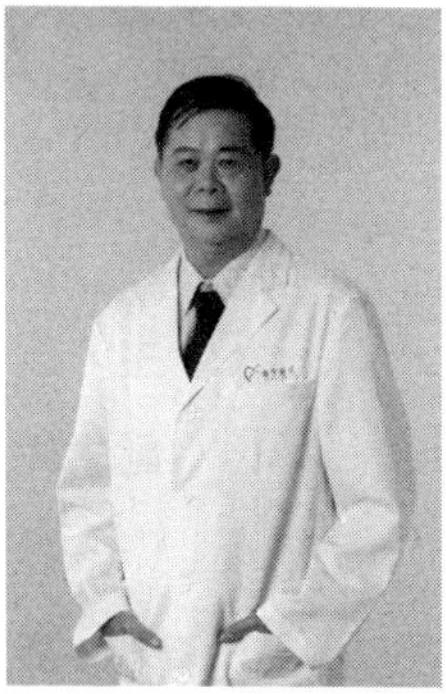

罗仁，男，二级教授，广东省名中医，主任医师，博士生导师，博士后合作教师，国家中医药管理局第五批中医师承制导师。曾任南方医科大学中医药学院内科教研室主任，南方医院中医科主任。兼任世界中医药学会联合会中医肾病学会副会长，中华中医药学会亚健康分会副主任委员，广东省综合医院中医专业委员会主任委员，广东省中医药学会亚健康专业委员会主任委员。从事中医教学、医疗、科研工作44年，对肾病、痛风、红斑狼疮、肾虚证及亚健康等有丰富的临床经验。承担国家863计划、国家自然科学基金－广东省联合重点项目、国家自然科学基金等课题37项；获军队科技进步奖10项。出版专著43部，发表论文300余篇。2006年起开始举办亚健康科普讲座，至今已达258场，累计听众超过5万人。培养硕士36人，博士40人，博士后5人，师承制学生4人，师带徒学生3人。先后被评为全军优秀教师（2004年）、广东省教学名师（2008年）、全国优秀中医健康信使（2009年），荣获中国中医药科学普及金话筒奖（2012年）及《生命时报》荣耀医者——中华医药贡献奖（2017年）。

编 委 会

前　言

健康是我们一生都在不断追求的梦想。但遗憾的是，我们每一个人都必然会经历以健康为代价，伴随着疾病而生、长、壮、老、死的过程！我们要做的是，在维护健康与祛除疾病之间找到一个平衡点——带病生存，提高生存质量。

个人的健康水平与我们的社会制度、科学发展密切相关。《“健康中国2030”规划纲要》对实施健康教育、普及健康生活作出了工作部署。广东省卫生健康委副主任、省中医药局局长徐庆锋在一次讲话中指出：人民健康是国家富强和昌盛的主要标志，健康中国要实现，群众健康素养必须先上去。各大医院要积极行动起来，把健康促进与健康教育作为医院一项责无旁贷的工作，尤其是动员名医名家，更多地走到台前，发挥专家的说服力和影响力，提高我省居民的健康素养水平。

作为一名临床中医工作者，长年累月面对各种病人，对此我更加体会到普及健康教育、提高群众健康素养的必要性。2006 年，我有幸参加了广东省委、省政府关于中医药强省建设的讨论，讨论中提到要开展中医药科普宣传工作，这给了我一个新的启发。作为三甲医院的专家，我们应主动走出医学院校、医院的大门，走向社会、走向社区，走进街道、农村、工地去宣传健康知识，主动适应社会需求！因此，我筹划开展了一个主题为“不治已病治未病”

的系列专题讲座，讲座深受群众欢迎，迄今为止，我已主讲了258场讲座，听众逾5万人。

我在南方医科大学工作了44年，一直在临床一线。感谢广东省中医药局批准我成立了“广东省名老中医药专家传承工作室”，感谢国家中医药管理局批准我成立“全国名老中医药专家传承工作室”。目前，我的学生团队、工作室团队在整理我的临床经验，我万分感激，感觉应该亲自写一点体会，故把近十几年来有关健康的讲课内容整理为书，名为《健康条辨》，包括六个专题，盼能对群众健康有所裨益。

在本书的写作过程中，邝柳燕博士做了大量卓有成效的工作，已毕业的赵晓山博士、魏敏博士、陈晶博士、戴红芳硕士、吴升伟硕士、张乐硕士、蒋平平硕士、赖名慧博士后、曹明满博士后及现仍在读的姬彦兆、齐杰莹、韩双双、刘炳然、王宁、彭文科等都付出了辛勤的劳动，在此一并表示感谢！

感谢广东省中医药局对名老中医药专家传承工作的支持、关心和爱护！

感谢南方医科大学中西医结合医院对名中医药专家传承工作室的支持、关心和爱护！

感谢华南理工大学出版社对本书出版的大力支持、关心和爱护！

罗仁

2020年5月17日

目录

第一篇 健康理念

第 1 条　健康价值观　健康是人类社会存在与发展的基本条件，是一切财富中最宝贵的财富，一切需要中的第一需要。健康投资是一切经济投资、社会投资中效益最大的投资。追求最高的健康水准是每一个人的基本权利，让人人享受卫生保健是一项具有划时代意义的全球战略目标。

第 2 条　健康道德观　健康道德是调整人与人、人与自然、人与社会之间的关系，使之适应人类健康的行为规范的总和。健康道德观对人的要求：善良，宽容，乐观，淡泊，追求身体、心理、社会适应的完好状态。

第 3 条　健康的新概念　世界卫生组织（WHO）在 1984 年就将健康定义为精神、生理及社会功能上的良好状态，而不仅仅是没有疾病。健康有四个层次的含义：第一，没有躯体疾病，即传统意义上的健康；第二，没有主观不适感，即自我感觉良好，无不良情绪困扰和行为问题的心理健康；第三，社会适应良好，即能胜任正常的工作和学习，与人和睦相处，与周围社会环境和谐融洽；第四，道德品质良好，有正确的道德观念、道德情感和行为。

第 4 条　生理健康特征　眼睛有神、双耳聪敏、声音洪亮、牙齿坚固、食欲正常、腰腿灵便、形体壮实、面色红润、须发润泽、呼吸徐微、二便通利、舌苔正常、脉象均匀。

第 5 条　躯体健康标准　①有充分的精力，不感到过分紧张和疲劳；②处事乐观，态度积极，乐于承担责任；③善于休息，睡眠良好；④应变能力强，能适应外部环境的各种变化；⑤能抵抗一般感冒和传染病；⑥体重正常，身体匀称；⑦眼睛明亮，反应敏捷，眼睑不发炎；⑧牙齿清洁，无龋齿，无牙痛，牙龈颜色正常，无出血；⑨头发光泽，无头屑；⑩肌肉丰满，皮肤有弹性。

第6条　心理健康特征　精神愉快、心境良好、记忆正常、思维清晰、人际关系和谐、心理行为符合年龄特征。

第7条　心理健康标准　①有充分的安全感；②充分了解自己，对自己的能力能做出恰如其分的判断；③生活目标切合实际；④与外界环境保持接触；⑤能保持个性的完整与和谐；⑥具有一定的学习能力；⑦能保持良好的人际关系；⑧能控制自己的情绪；⑨能有限度地发挥自己的才能与兴趣爱好；⑩在不违背社会道德规范的情况下，个人的基本需要能得到一定程度的满足。

第8条　生物－心理－社会医学模式　与生物医学模式不同，生物－心理－社会医学模式认为在病因学上，除生物学因素外，心理、精神、情绪和社会因素都可致病；在病理学上，传统的模式只强调疾病的形态学变化及其引起的症状，即由病因→病理变化→症状；新模式从重视功能改变出发，认为以上模式需扩展为病因→疾病→症状及功能缺损（病损，impairments）→失能（disabilities）→残障（handicaps）；在治疗学上，新模式认为不仅要消除临床症状，而且要预防和恢复功能上的缺损；不仅要使用对抗生物学因素的方法，而且要使用调整和矫治心理、精神、情绪因素和社会因素的方法，这就形成了治疗学的新模式，即病因防治→症状治疗→功能康复。

第9条 “老病号”现象 长期以来，看病难一直是困扰国人的现实问题之一，虽然现在医院越来越多，医生越来越多，但是病人也越来越多，尤其是“老病号”越来越多！带病生存的人越来越多，这是社会发展进程中的状态，解决这个问题的方法之一就是追求无病生存、保持健康，至少不得大病、重病。

第10条 医生健康现象 大家可能认为医生必然健康，其实很多医生的疾病也不少！原因是大多数医生往往不注重自身防病。医生为他人诊断疾病、研究疾病、治疗疾病，却很少意识到自身预防疾病的重要性，只有自身健康才能更好地为病人和社会服务。

第11条 高科技现象 看病贵一直是困扰国人的问题，因为随着医疗科技的发展，人人都追求最先进的设备、最先进的检查和最新的药物，渴望得到最好的治疗。依赖高科技的人越来越多，而高科技检查成本高、收费高，因此看病成本也越来越高。如何解决这个问题呢？除了减少非必要的检查及治疗外，在没生病前做好预防就是最好的方式。

第12条 天人合一 人与自然环境、宇宙万物的生长变化相统一。人的生存所需皆来自于自然：阳光、空气、水、食物（营养），因此人的生长变化是与宇宙万物相统一的，顺应自然变化者能与自然和谐共存，即“顺天者昌”。“人法地，地法天，天法自然”讲的就是天人合一的道理。

第 13 条　人人合一　人是社会性的动物，我们和他人构成一个群体，人类社会群体的和谐统一也是人与人之间的和谐统一。每个人都有自己的思想、信念、欲望等，但人类个体的利益和社会整体的利益是相互依赖、休戚相关的，只有适应整个社会群体，个人才能获得生存（适者生存）。

第 14 条　人身合一（心身合一）　努力保持自我的心身协调，保持心理与生理的平衡，适者自强也。

第 15 条　“上工治未病”　这句话出自中医经典《黄帝内经》，“上工”是对医术高明、医德好的医师的尊称；“未病”一是指尚未发生的疾病，二是指未来可能发生的疾病。“上工治未病”强调预防保健、早期诊断、早期治疗，未病先防是最明智、最经济的方法。“圣人不治已病治未病，不治已乱治未乱，此之谓也。”

第 16 条　中国人口平均寿命　扁鹊在世年代为战国时期，人们的平均寿命 18 岁；华佗在世年代为东汉时期，人们的平均寿命 22 岁；1949 年中华人民共和国成立时，人们的平均寿命 35 岁；2018 年中国人口的平均寿命为 76.4 岁。

第 17 条　影响健康和寿命的因素　生活方式占 60%（心理 30% + 运动 15% + 饮食 15%），环境占 17%，遗传占 15%，医疗技术占 8%。总体而言，把握健康的核心就是做好生活方式管理。

第18条 “二三九四”健康管理模式 罗仁教授总结其44年的临床实践经验，创立了一套健康管理模式——“二三九四”健康管理模式。“二三九四”是二种体检、三种状态、九种体质、四种干预方法的简称，它是一种中西医结合的健康综合管理方案，在亚健康以及慢性病的防治与管理中有促进健康的作用。

“二”是指西医和中医两种体检，主要包括以下几个方面：①西医常规体检；②亚健康状态辨识；③中医体质辨识；④中医证候检测；⑤促进健康的生活方式。

“三”是指健康、亚健康、疾病三种状态的评估和干预。通过西医常规体检确定是否为疾病状态，非疾病状态则进行亚健康状态辨识，若判断为亚健康状态，则通过亚健康评定量表（SHMS VI. O）进一步判断亚健康的症状特点、严重程度及类别（躯体、心理、社会亚健康）。若既无疾病，也不是亚健康状态，则可视为健康状态。

“九”是指对九种体质（包括一种平和体质和八种偏颇体质）的评估和调理。目前学术界公认的中医体质分类方法是九分法，即分为平和质、气虚质、阳虚质、阴虚质、痰湿质、湿热质、血瘀质、气郁质和特禀质，主要通过国家中医药管理局颁布的中医体质分类与判定调查量表及其判定标准进行辨识。

“四”是指运动、饮食、心理和中医药保健治疗这四个方面的干预，包括：

①运动：养成每天运动的习惯，选择有兴趣的运动项

目，同时要根据青年、壮年、老年以及病人等不同人群的情况来调整运动方式。

②饮食：合理调节饮食，要求早餐好、中餐饱、晚餐少，早晚一杯水，再根据体质及个体状况的不同采用适宜的饮食方式。

③心理：保持心理平衡，适时、适当地释放压力，培养正确、理性地对待生活、工作、自身健康及人际关系的态度，形成良好的个性，拥有良好的处事能力和良好的人际关系。

④中医药保健治疗：以中医辨证论治为基本理论，详细收集四诊资料，使用药茶、药膳、中药汤剂、针灸、推拿、按摩、理疗等干预方法，对受检者进行全面的中医药保健或治疗。

第二篇　亚健康干预

第1条　亚健康的提出　二十世纪七八十年代，西方发达国家中有许多人经常感到疲劳乏力、失眠多梦、头晕头痛、心慌胸闷、食欲不振，却没有检查出任何疾病，苏联学者N·布赫曼把这种似健康非健康、似病非病的中间状态称为“第三状态”。我国学者王育学在二十世纪九十年代中期首次提出“亚健康”这个词，并将其初步定义为介于健康和疾病的中间状态。*

第2条　亚健康的发生率　由于亚健康状态的判断标准不统一，故缺乏准确的亚健康发生率，多数报告认为亚健康的发生率在50%～70%之间。本课题组调查结果显示，不同职业、年龄的人群，亚健康发生率也不同；广东人群亚健康的发生率为65.1%。**

第3条　什么是亚健康　亚健康实际上就是“我没有病，但是我不健康!”“没有病”是指各种现代医学检查结果都是正常的；“不健康”是指长期存在疲劳、乏力、心悸、头痛、烦躁、焦虑、失眠、胃肠不适、大便不调等不适症状。

第4条　广东省中医药学会亚健康专业委员会制定的亚健康诊断标准　①已经出现各种不适症状，持续或反复出现6个月以上，通过系统检查，无明显的器质性病理损

---

* 王育学. 亚健康——21世纪健康新概念［M］. 南昌：江西科学技术出版社，2002.

** 罗仁. 中西医结合亚健康研究新进展［M］. 北京：人民卫生出版社，2017.

害证据和实验室检查指标的阳性改变。②无重要器官的器质性疾病及精神心理疾病，或原有疾病在康复过程中的病理损害及实验室检查指标改变与现有的临床表现无明显内在联系。③尽管患有明确的非重大器官器质性疾病或精神心理疾病，但无需用药维持。④具有以疲劳为主的各种躯体不适症状（以躯体性亚健康为主）。⑤具有急躁、焦虑、抑郁、恐惧等心理不适症状（以心理性亚健康为主）。⑥具有人际交往频率下降、人际关系紧张等社会适应能力下降表现（以社会交往性亚健康为主）。

判断：具备上述第①②③项即可诊断为亚健康状态，加上④⑤⑥任意一项即可判断为亚健康状态的具体类型。*

第 5 条　中国中医科学院制定的亚健康诊断标准　持续 3 个月以上反复出现的不适状态或适应能力显著减退但无明确疾病诊断，或有明确诊断但所患疾病与目前状态没有直接因果关系，即：①持续 3 个月以上反复出现的不适状态或适应能力显著减退，但能维持正常工作；②无重大器官器质性疾病及精神心理疾病；③尽管有明确的具有非重大器官器质性疾病或精神心理疾病诊断，但无需用药维持，且与目前不适状态或适应能力的减退无因果联系。**

第 6 条　亚健康的原因　①不良生活方式和行为习惯：饮食不当、吸烟、酗酒、熬夜等。②社会心理因素：社会竞争激烈、人际关系紧张、工作压力大、抑郁、焦虑等。

---

*　**　张雪飞．预防医学［M］．北京：中国中医药出版社，2012.

③环境因素：生态破坏、环境污染、噪音等。④生物学因素：遗传因素（先天禀赋与体质等）。

第 7 条　判断亚健康——定期进行健康检查　要定期进行健康检查，每年最少一次，最好两次。有不适症状的时候，应及时到医院咨询或检查，这样才能及早发现疾病、治疗疾病。有了病，早治疗，早安康，早安心。

第 8 条　健康体检要查什么　医生会安排常规的身体检查，如血常规、尿常规、大便常规、肝功能、肾功能、血脂、血糖、肿瘤标志物、肝胆胰脾彩超、肾脏彩超、膀胱彩超、心电图、胸片等检查，大部分疾病都是可以查出来的。

第 9 条　体检误区　有些人对健康很重视，认为检查越贵越好，但体检应从最常规的检查开始。

第 10 条　亚健康的评估　体检以后，需要专家从躯体、心理、社会适应等方面进行健康评价，并评估是否为亚健康。假如各种检查都正常，又长期有疲劳、失眠、头晕、心悸、便秘、头疼、全身酸痛、烦躁、焦虑、容易感冒、性功能减退等表现，这种状态可能就是亚健康。

第 11 条　亚健康的干预——保持良好心态　有调查显示压力过大是导致亚健康发生的重要原因。社会的压力、经济的压力、工作的压力、家庭的压力，每个人都会有。“上学难、看病贵、买房贵、养老难”四座大山的重压，在当今社会尤为突出。压力是肯定有的，但我们要善于减压！

第 12 条　减轻压力的方式　①寻找压力源，减少或回避压力的产生；②遇到无法避开的压力时，可以改变对压力的态度；③发现压力时应尽量将它消灭在萌芽中；④由压力产生的心理、生理问题应及时纠正；⑤加强意志锻炼，树立信心，保持乐观豁达的态度。

第 13 条　减轻压力的关键　想要减轻压力，最关键是要调整好心态和目标，保持一个良好的心态！《黄帝内经》曰："恬淡虚无，真气从之，精神内守，病安从来?""正气存内，邪不可干。"道家提倡"无为而治""知足为福"，佛教也教人"看破""放下"，从促进健康的角度来理解，这也是一种减压！

第 14 条　调整心态的要点　①拿得起，放得下；②学会自己创造快乐；③保持积极、乐观的思想；④培养理智、从容、有耐心的品质。

第 15 条　亚健康的干预——坚持适当运动　"生命在于运动"，缺少运动是导致亚健康的原因之一。运动的方式有很多，最简单且不花钱的就是散步、跑步。运动养生，运动健身，运动防病。每天可以运动一小时（有氧运动），并注意运动时的安全防护。除了运动之外还要静养，做到动静结合。

第 16 条　亚健康的干预——合理调节饮食　中国最常见的慢性病，例如肥胖、糖尿病、高血压、痛风、高脂血症等，都是由于饮食不合理造成的。所以我们要养成良好的饮食习惯，饮食养生也是预防疾病发生的重要方法之一。

第 17 条 合理饮食的原则 保证数量，重视质量。做到粗、杂、素、淡、鲜。一日三餐，要求早餐好、中餐饱、晚餐少。养成八分饱和多食果蔬的习惯。选择新鲜、本土、当季的食品。药食同源，饮食养生。

第 18 条 重视饮水 每日至少摄入 2000mL 水，讲究饮水卫生。

第 19 条 每周“菜篮子”疗法 根据阴阳五行学说，我们设计了一套“菜篮子”疗法：

周一养肝：番茄、木瓜、胡萝卜、酸奶、猪肝；

周二清心：苦瓜、萝卜、洋葱、绿豆、莲子；

周三健脾：淮山、苹果、薏苡仁、黄豆、红薯、南瓜；

周四补肺：百合、罗汉果、白果、荞麦；

周五保肾：海带、海藻、淡菜、核桃、黑木耳；

周六解毒：绿豆、海带、胡萝卜、无花果、木瓜；

周日：视个人情况而定。

第 20 条 健康食谱：淮山炒百合西芹木耳 其中，淮山可以降血糖、健脾胃；百合可以降尿酸、降血脂、美容；西芹可以降血压；木耳可以抗肿瘤、提高免疫力，还可预防中风和冠心病。

第 21 条 降血脂食品 黄瓜、南瓜、山楂、芹菜、海带、黄豆、洋葱、淮山、萝卜、苹果、土豆。

第 22 条 降血压食品 芹菜、大蒜、胡萝卜、海蜇、海带、山楂、洋葱、茄子、玉米、苹果、莲子、荠菜、菠菜、番茄。

第 23 条　降尿酸食品　百合、淮山、黄瓜、卷心菜、胡萝卜、茄子、番茄、土豆、刀豆、南瓜。

第 24 条　降血糖食品　淮山、南瓜、苦瓜、葛根、乌梅、鲫鱼、菠菜、玉米须、大豆、萝卜。

第 25 条　美容食品　黑芝麻、桑葚、大枣、草莓、番茄、苹果、黄瓜、柠檬、向日葵籽、薏苡仁、黑豆、松子、淮山、香菇。

第 26 条　抗污染食品　菠菜、海带、绿豆、蘑菇、猪血、木瓜、苹果等，其中，苹果是水果中抗污染的佼佼者。

第 27 条　家庭汤水疗法　广东有很多家庭喜欢煲汤，笔者按亚健康人群的需要，设计了一套家庭汤品疗法：百合 30g、淮山 30g、人参 10g、灵芝 20g、枸杞 20g、田七 10g、石斛 15 克，每日任选 1 味中药，加适量瘦肉、猪脊骨、鸡块等，煲汤服用，有益于养生保健。

第 28 条　建议少吃的食品　动物内脏；煎炸肥腻的食物；“发物”，如虾、蟹等海鲜类食物及公鸡、猪头肉、芫荽等。

第 29 条　皮肤亚健康的“五多方案”　多运动、多喝水、多洗脸、多搓脸、多吃素。

第 30 条　慢性疲劳的防治方法　①减轻压力，调整心态；②适度运动，保障休息时间与质量；③必要时可予西洋参10g，炖水服，或小苏打片2片，早晨服用；④做腹式呼吸和提肛运动。

第31条　失眠的防治方法　①晚上11点前休息；②晚饭后散步1小时；③睡前1杯牛奶；④必要时可予酸枣仁30g，睡前1小时水煎服；⑤按摩涌泉穴；⑥心理暗示或催眠疗法。

第32条　好的睡眠质量　①每天的睡眠时间应有7～8小时；②入睡时间最好在晚上9～11点；③深度睡眠时间应占整个睡眠时间的25%。

第33条　提高睡眠质量的十个方法

（1）坚持规律的作息时间，在周末不要睡得太晚。如果周六睡得晚、周日起得晚，那么周日晚上就可能会失眠。

（2）睡前勿猛吃猛喝。晚餐应至少在睡觉2小时前进行，且应少量；睡前不要喝太多水，否则晚上不断上厕所会影响睡眠质量；晚上不要吃辛辣的或富含油脂的食物，这些食物也会影响睡眠。

（3）睡前远离咖啡和尼古丁，睡前8小时建议不要喝咖啡。

（4）选择锻炼时间。下午是进行锻炼且帮助睡眠的最佳时间，而有规律的身体锻炼能提高夜间睡眠的质量。

（5）保持室温稍凉。卧室温度稍低有助于睡眠。

（6）白天不要睡太久。白天久睡可能会导致夜间睡眠时间被“剥夺”。白天的睡眠时间应严格控制在1个小时以内，且不能在下午3点后还睡觉。

（7）保持安静。关掉电视和收音机，因为安静的环境对于提高睡眠质量是非常有益的。

（8）舒适的床。一张舒适的床能够为我们提供一个良好的睡眠空间。另外，还要确定床是否够宽敞。

（9）睡前洗澡。睡觉之前洗热水澡有助于放松肌肉，可以让我们睡得更好。

（10）不要依赖安眠药。在服用安眠药之前一定要咨询医生，建议服用安眠药助眠不要超过 4 周。

第 34 条　建立睡眠仪式　在入睡前，抛开清醒时的一切烦恼。一些重复的活动，如每晚的祈祷或读故事书能让儿童更容易入睡。睡眠仪式可依据个人的喜好或繁或简，可始于轻轻地舒展身体来松弛肌肉或冲个热水澡，或听听喜欢的音乐，或翻翻不具恐怖色彩的书。但不管你选择哪种方式，请记住，每晚睡前做同一件事，直至其成为你身体夜间休息的暗示。

第 35 条　“478”宁静呼吸法　用鼻子吸气，并持续 4 秒，然后屏住呼吸 7 秒，最后从口缓缓呼出气体，持续 8 秒。有意识地将气体呼入、呼出，可舒缓情绪，让人摆脱焦虑、紧张，快速进入睡眠状态。

第 36 条　单味中药安神法　百合 30g、酸枣仁 30g、浮小麦 30g、柏子仁 20g、桂圆肉 10g、五味子 10g、夜交藤 30g，以上 7 味中药，每晚 1 味，水煎至 200mL，睡前 1 小时服用即可。

第 37 条　慢性头痛的防治方法　①调摄心理，缓解压力，保持充足睡眠；②适度运动，如散步、慢跑等；③药膳：天麻10g、川芎5g炖鱼头；④选服中成药，如正天丸、天麻片等。

第38条　便秘的防治方法　①养成良好的排便习惯，定时排便；②多饮水：每日2000mL以上；③多食用蔬菜、水果及蜂蜜；④按摩腹部，做提肛运动；⑤通便药物：何首乌、肉苁蓉、六味地黄丸。

第39条　头发的养护方法　①舒畅心情，缓解压力；②发宜常梳；③头宜常洗；④多做头部按摩；⑤少烫染；⑥养发食物：黑豆、黑糯米、黑木耳、海带、紫菜、核桃、何首乌、桑葚等。

第40条　眼睛的保养方法　①闭目养神，放松身心；②运目保健：运目、远眺；③按摩健目：揉按双眉、眼眶；④卫生用眼，不用脏手揉眼；⑤中药熏洗：菊花、薄荷、夏枯草、佛手等；⑥食物养目：猪肝、海参、黑豆、马铃薯、玉米、芹菜、核桃、桑葚、莲子等。

第41条　耳部的保养方法　①避免噪音；②按摩耳部；③慎用耳毒性药物；④健耳食物、药物：核桃、黑芝麻、桑葚、枸杞子、女贞子、旱莲草、山萸肉、淮山、石菖蒲等。

第42条　鼻部的保养方法　①按摩健鼻：揉按迎香穴；②保持鼻腔内适当的湿度；③保护鼻毛和鼻黏膜；④健鼻食物：苹果、西瓜、桃子、橘子、西红柿、黄瓜、苦瓜等。

第 43 条　颜面的保养方法　①保持愉悦的心情；②科学洗脸；③面部按摩；④适当使用保湿化妆品润肤；⑤美容食物：黑豆、牛乳、胡萝卜、红枣、樱桃、核桃、芝麻、蜂蜜、香菇、冬瓜、莲藕等。

第 44 条　牙齿的保养方法　①正确刷牙；②多漱口；③叩齿咽津，即口轻闭合，上下牙齿稍用力连续咬合 100 ~1000 次，再鼓起两腮作漱口状，将口中津液咽下；④多进食富含维生素 A、维生素 C、维生素 D 的新鲜水果和蔬菜；⑤健齿食物：核桃、芹菜、绿茶、洋葱、香菇、枸杞子、红枣、蜂蜜等。

第 45 条　乳房的保养方法　①保持心情舒畅，缓解压力；②选择合适稳固的胸罩；③性生活适度；④时常自我检查乳房的外形、有无硬块等，若发现异常，应及时至医院排除相关疾病；⑤保养乳房的食物：黄豆、花生、海带、鲜鲤鱼、猪蹄、牛奶、山药、莲子等。

第 46 条　足部的保养方法　①选择合适的鞋袜，保暖防寒；②睡前用温水泡脚；③经常对足部进行按摩；④通过走路、散步按摩足底；⑤修剪趾甲时要平直，不可过深；⑥适用于沐足的药物：醋、红花、白芍、绿茶、大青叶、金银花、木香、茉莉花、玫瑰花、百合、枸杞子。

第 47 条　体形的塑造方法　①多运动；②荤素搭配，营养均衡；③八分饱；④保持大便通畅；⑤仰卧起坐；⑥每周安排一天节食（只吃一餐或两餐）。

第三篇 体质调理

第 1 条　中医体质　中医认为人的体质是形成于先天、定型于后天的，个体在形态结构、生理功能和心理因素方面综合的且相对稳定的固有特征。

第 2 条　中医体质的特点　国医大师王琦教授认为体质有以下特点：①体质可分：中医体质一共可分为 9 种，即平和质、气虚质、阴虚质、阳虚质、痰湿质、湿热质、血瘀质、气郁质和特禀质，每种体质有各自的特点。②体质可调：体质可以通过心理、运动、饮食调整和适当的中药、针灸等方法进行调整。③体病相关：不同的体质有着不同的生理、心理特点，与某种疾病的发生有关。

第 3 条　中医体质的形成原因　中医体质是由先天因素（遗传）与后天因素（自然环境、饮食、年龄、性别、社会环境等）共同作用形成的。

第 4 条　广东人群体质分布　有研究通过对 6525 例广东人的体质进行调查发现：广东人群的体质以气虚质、痰湿质、阳虚质多见，而平和质及湿热质反而较少，具体原因有待进一步研究。*

第 5 条　平和质的特点　面色、肤色润泽，头发稠密有光泽，目光有神，鼻色明润，嗅觉通利，唇色红润，不易疲劳，精力充沛，耐受寒热，睡眠良好，胃纳佳，二便正常，舌淡，苔薄白，脉和缓有力。平素患病较少，对自

---

* 罗仁. 中西医结合亚健康研究新进展［M］. 北京：人民卫生出版社，2017.

然环境和社会环境适应能力较强。

第 6 条　平和质的养生方式　保持身心愉悦，坚持适度运动，保持膳食平衡，养成良好的生活习惯。

第 7 条　气虚质的特点　平素语音低弱，气短懒言，容易疲乏，精神不振，易出汗，舌淡红，舌边有齿痕，脉弱。易患感冒、内脏下垂等疾病，病后康复缓慢。

第 8 条　气虚质的养生方式　宜食用性质平和、偏温、容易消化的食物，如小米、红薯、山药、银耳、豆腐、鸡肉、苹果等。禁食滋腻、不易消化、生冷及苦寒、辛辣燥热等食物。注意气候变化和季节转换，预防呼吸道疾病，防止过度疲劳，注意保暖双脚。适合进行运动量小且较缓和的运动，如散步、爬楼梯、太极拳、健身操等。中医药调理可用补中益气丸等，针灸可选风池、肺俞、气海、足三里等穴。

第 9 条　适宜气虚质的药膳

（1）黄芪鸡汤：取童子鸡 1 只洗净，黄芪 30g，用纱布袋包好，取一根细线，一端扎紧纱布袋口，置于锅内，另一端则绑在锅柄上。在锅中加入童子鸡、姜、葱及适量水煮汤，待童子鸡煮熟后，拿出黄芪包，加入盐、黄酒调味，即可食用。可益气补虚。

（2）山药粥：将山药 30g 和粳米 100g 一起入锅，加清水适量煮粥，煮熟即成。此粥具有补中益气、益肺固精、强身健体的作用。

（3）养气汤：红参或西洋参 5 ~ 10g，加适量鸡肉炖汤。此汤有较好的益气补虚作用。

（4）参枣米饭：党参5g、大枣10个、糯米200g、白糖25g，加水适量泡发后，煎煮半小时，捞去党参、枣，汤备用。糯米淘净，加水适量放在大碗中，置于蒸锅中蒸熟，蒸熟后扣在盘中，把枣摆在上面，再把汤液加白糖煎成黏汁，浇在枣饭上即成。每日早、晚根据个人食量食用，具有补益气血之功用。

第10条　阳虚质的特点　平素畏冷，手足不温，喜热饮食，精神不振，舌淡胖嫩，脉沉迟。易患痰饮、肿胀、泄泻等病，如现代医学中的慢性肾病、慢性腹泻、月经不调等，感邪易从寒化。

第11条　阳虚质的养生方式　宜食用易消化、属温热性质的食物，以助温补脾肾，如粳米、大蒜、葱、姜、龙眼、鸡蛋等。忌食生冷瓜果类及高脂肪食物，禁食浓茶、酒类以及产气类（如萝卜和山芋）食物。注意季节转换和气候变化，多晒太阳，用温热水泡脚，夏季避免直接吹空调。应多在阳光充足的地方进行户外活动，可选择散步、爬山、打羽毛球等运动方式。中医药调理可用金匮肾气丸等，针灸可选气海、关元、足三里、肾俞等穴。

第12条　适宜阳虚质的药膳

（1）当归生姜羊肉汤：当归20g、生姜30g、羊肉500g放入砂锅中，加清水、料酒、食盐，旺火烧沸后撇去浮沫，再改用小火炖至羊肉熟烂即成。此为汉代张仲景名方，可温中补血、祛寒止痛，特别适合冬季食用。

（2）韭菜炒胡桃仁：胡桃仁50g，炸至焦黄，再加入韭菜200g及适量食盐，翻炒至熟。此膳可补肾助阳、温暖腰膝，适用于肾阳不足、腰膝冷痛。

（3）韭菜炒虾仁：韭菜150g，鲜虾250g，用植物油爆炒二味，熟后加味精、食盐适量，可温补肾阳。

（4）鹿茸蒸蛋。鸡蛋1枚，鹿茸末0.3g，鸡蛋和鹿茸共打成蛋花，加2倍量温水，搅拌后隔水蒸成蛋羹即可食用，可温阳壮腰。

第13条　阴虚质的特点　手足心热，口燥咽干，鼻微干，口渴喜冷饮，大便干燥，舌红少津，脉细数。平素易患阴亏燥热类疾病，或病后易表现为阴亏证。易患慢性胃肠道疾病、糖尿病、慢性咽炎、口腔溃疡、甲状腺功能亢进、失眠、便秘、更年期综合征等。平素不耐热邪、燥邪，耐冬不耐夏。

第14条　阴虚质的养生方式　宜食用清淡、易消化、甘寒性凉、滋补肾阴的食物，如薏苡仁、百合、绿豆、梨、鸭蛋等。摄入充足的水分，忌烟酒、肥腻、燥烈辛辣之品。保持心境平和及充足睡眠，腹部按摩保持大便通畅，避免烈日或高温锻炼。可选择散步、慢跑、瑜伽等运动方式。中医药调理可用六味地黄丸、左归丸等，针灸可选三阴交、太溪、足三里、肾俞等穴。

第15条　适宜阴虚质的药膳

（1）莲子百合煲瘦肉：用莲子30g、百合30g、猪瘦肉100g，加水适量同煲，肉熟烂后用盐调味食用，每日1次。

此膳有清心润肺、益气安神之功效，适合阴虚质见干咳、失眠、心烦、心悸等症者食用。

（2）蜂蜜蒸百合：将百合120g、蜂蜜30g搅拌均匀，蒸至其熟软，时含数片，咽津，嚼食。此膳能补肺、润燥、清热，适用于肺热烦闷或燥热咳嗽、咽喉干痛等症。

（3）石斛、枸杞炖汤或泡茶饮用。

第16条　痰湿质的特点　面部皮肤油脂较多，多汗且黏，形体肥胖，胸闷，痰多，口黏腻或甜，喜食肥甘甜黏，苔腻，脉滑。易患消渴、中风、胸痹等病，如现代医学中的肥胖症、冠心病、糖尿病、高脂血症、高血压病、脂肪肝、痛风、脑卒中、慢性支气管炎等疾病。

第17条　痰湿质的养生方式　遵守“五低一高”（低热量、低糖、低盐、低脂、低蛋白、高纤维）的饮食原则，肉类尽量以白肉代替红肉，使用植物油代替动物油，多以蒸、煮、烤的方式烹调食物。禁食油炸食物、动物内脏、腌制食品等。避免抑郁恼怒，避免淋雨、凉水沐浴，衣着尽量宽松，睡前泡脚。此体质极易疲劳，运动宜循序渐进，可选择如跑走交替、慢跑、骑自行车、打乒乓球等运动方式。中医药调理可用平胃散等，针灸可选腹部穴位及丰隆、阴陵泉、三阴交等穴。

第18条　适宜痰湿质的药膳

（1）山药冬瓜汤：将山药50g、冬瓜150g放至锅中慢火煲30分钟，调味后即可饮用。此膳可健脾、益气、利湿。

（2）赤豆鲤鱼汤：将活鲤鱼1尾（约800g）去鳞、

鳃、内脏；将红小豆50g、陈皮10g、辣椒6g、草果6g填入鱼腹，将鱼放入盆内，加适量料酒、生姜、葱段、胡椒，食盐少许，上笼蒸熟即成。此膳可健脾、除湿、化痰，适用于痰湿体质之疲乏、食欲不振、腹胀腹泻、胸闷眩晕者。

（3）赤小豆薏米汤：赤小豆30g，薏苡仁30g，陈皮5g，煲汤服用。

第19条　湿热质的特点　面垢油光、易生痤疮、口苦口干、身重困倦、大便黏滞不畅或燥结、小便短黄、男性易阴囊潮湿、女性易带下增多。易患疮疖、黄疸、热淋等病，如现代医学中的痤疮、黄疸、前列腺疾病、慢性妇科炎症等。对潮湿或气温较高的环境较难适应。

第20条　湿热质的养生方式　宜食用清淡、甘寒食物，如薏苡仁、冬瓜、番茄、黄瓜、苦瓜、西瓜、柚子、椰子、绿豆等。忌肥甘厚味、辛辣、大热、大补的食物，同时也要避免进食过多酸性食物（大部分肉类及海鲜类属酸性食物，蔬果类则大多属碱性食物）。宜进行缓慢且需要耐心的休闲项目，如下棋、书法、钓鱼、散步、听音乐等，避免熬夜。适合运动量大的运动，如跑步及各种球类等。中医药调理可用甘露消毒丹等，针灸可选足三里、阴陵泉、丰隆、曲池等穴。

第21条　适宜湿热质的药膳

（1）泥鳅炖豆腐：泥鳅500g去腮及内脏，冲洗干净，放入锅中，加清水，煮至半熟，再加豆腐250g、食盐适量，炖至熟烂即成。此膳可清利湿热。

（2）绿豆藕：藕去皮，冲洗干净备用。绿豆 50g，用清水浸泡后取出，塞入藕孔内，放入锅中，加清水炖至熟透，调以食盐即可食用。此膳可明目止渴。

（3）可多喝广东凉茶、食用龟苓膏。

第 22 条　血瘀质的特点　肤色晦暗，色素沉着，容易出现瘀斑，口唇黯淡，舌黯或有瘀点，舌下络脉紫黯或增粗，脉涩。易患症瘕及痛证、血证等，如现代医学中的慢性头痛、肿瘤、脑卒中、冠心病、颈肩腰腿疼痛、月经不调等。不耐受风邪、寒邪。

第 23 条　血瘀质的养生方式　宜食用甘温、有活血作用的食物，如糙米、黑米、茄子、金橘、山楂、黄酒、葡萄酒等。忌高盐、高脂等加重血液黏度的食物，少吃甘薯、栗子等容易胀气的食物，不吃油炸及腌制食品，不宜吃过多生冷寒凉食物。避免过度紧张、劳累、大怒、惊恐等不良情绪，注意居家通风，衣被保暖，睡前热水泡脚。多进行能促进血液循环的有氧运动，如散步、登山、瑜伽等。中医药调理可用桂枝茯苓丸等，针灸可选血海、三阴交、足三里、合谷等穴。

第 24 条　适宜血瘀质的药膳

（1）山楂红糖汤：山楂 10 枚，冲洗干净，去核打碎，放入锅中，加清水煮约 20 分钟，调以红糖即可食用。此膳可活血散瘀。

（2）益母山楂鸡蛋方：益母草 30g、山楂 15g、红花 5g、鸡蛋 2 个放入锅中加水煮，煮至蛋熟后，将蛋及药渣捞出留汁，蛋剥去壳后，与适量红糖一起放入上述药汁中，再煮 10 分钟即可，吃蛋饮汤。此膳可活血化瘀、调经止痛。

（3）田七汤：田七 15g、新鲜瘦肉 200g 放入炖盅中，加水炖 1 小时，调以少量盐即成。此膳可活血、补血、强壮补虚。

第 25 条　气郁质的特点　神情抑郁，情感脆弱，烦闷不乐。易患脏躁、不寐、梅核气及郁证等，如现代医学中的抑郁症、神经官能症、失眠、慢性疲劳、乳腺疾病等。对精神刺激适应能力较差，不喜欢阴雨天气。

第 26 条　气郁质的养生方式　宜食用具有行气解郁作用的食物，如小麦、莲子、海带、香蕉、金橘、玫瑰花茶、蜂蜜等，忌食难消化的食物。注意调整情绪，保持心情开朗，多找朋友说话谈心；有意识地搜集笑话；待在灯火通明的屋子里。宜进行强度较大的户外运动，如球类运动及爬山、健身操、快步行走等运动方式。中医药调理可用逍遥散等，针灸可选太冲、神门、内关等穴。

第 27 条　适宜气郁质的药膳

（1）橘皮粥：橘皮 50g，研细末备用。粳米 100g，淘洗干净，放入锅内，加清水，煮至粥将成时，加入橘皮，再煮 10 分钟即成。

（2）菊花鸡肝汤：银耳 15g，洗净撕成小片，清水浸泡；菊花 10g、茉莉花 24 朵，温水洗净；鸡肝 20g，洗净切薄片备用；将水烧沸，先入料酒、姜汁、食盐，随即下入银耳及鸡肝，烧沸，撇去浮沫，待鸡肝熟，调味，再入菊花、茉莉花，稍沸即可。

（3）茉莉花等花类茶叶泡水喝。

第 28 条　特禀质的特点　常见哮喘、风团、咽痒、鼻塞、喷嚏等症。易患药物过敏，或过敏性鼻炎、花粉症、异位性皮肤炎等过敏性疾病；易患遗传性疾病如自身免疫性疾病等。对过敏季节（如春季）适应能力差，易引发宿疾。

第 29 条　特禀质的养生方式　宜食用平和偏温、补养肺气的食物，如糯米、粳米、小米、杏仁、百合、银耳、苹果、橙、猪肉等。忌食用容易诱发过敏的食物，如海鲜、动物内脏、花生以及含人工添加剂的食品如咖啡、可乐。减少压力，远离并清除过敏原。不宜做过于激烈的运动，可选择气功、太极拳、八段锦、散步、慢跑、游泳（应注意水温及水质）等运动方式。中医药调理可用玉屏风散等，针灸可选足三里、合谷、肺俞、血海等穴。

第 30 条　适宜特禀质的药膳

（1）固表粥：乌梅 15g、黄芪 20g、当归 6g 放入砂锅中加水煎开，再用小火慢煎成浓汁，取出药汁后，再加水煎开后取汁，用汁煮粳米 100g 成粥，加冰糖趁热食用。

（2）葱白红枣鸡肉粥：粳米 100g、红枣 10 枚（去核）、连骨鸡肉 100g 分别洗净；姜切片，香菜、葱切末；锅内加水适量，放入鸡肉、姜片大火煮开，然后放入粳米、红枣熬 45 分钟左右；最后加入葱白、香菜，调味即可。此膳可用于过敏性鼻炎之鼻塞、喷嚏、流清涕者。

第四篇 养生与康复

第 1 条　养生的定义　养生一词最早见于《庄子·养生主第三》："文惠君曰：吾闻庖丁之言，得养生焉。"养即保养、调养、补养、护养，生即生存、生长、生命，养生的含义就是保养生命，提高生存质量，延长寿命。养生就是顺应自然，全面系统地安排、治理、调整人们的生活方式，通过调身、调心等过程修炼人身三元——精、气、神，以期实现固本培元、保养真气、保全生命、愉悦精神、增进智慧、防病抗衰、延年益寿、开发人体生命潜能的目的。

第 2 条　康复的定义　《尔雅》谓"康，安也""复，返也"，故康复的含义可理解为恢复健康或平安。康复在古代泛指疾病的恢复，即通过行气、静养等方法来达到形体的安康。

第 3 条　中医学的生命观

（1）生命的唯物观：精是生命的物质基础，气是生命活动的动力，心神是生命的主宰（"得神者昌，失神者亡"）。

（2）生命活动的整体观：人体自身是一个有机的整体（五脏一体观、形神一体观）；人与自然环境是统一的（"人以天地之气生，四时之法成"）；人与社会环境也是统一的（"大抵富贵之人多劳心，贫贱之人多劳力；劳心则中虚而筋柔骨脆，劳力则中实而骨劲筋强"）。

第 4 条　生命的运动形式　生命的运动就是气的运动，气的运动形式为升、降、出、入。"人之生，气之聚也，聚则为生，散则为死。”

第5条　生命的维持和死亡　“精者，身之本也”“阴平阳秘，精神乃治；阴阳离决，精气乃绝”。

第6条　生命是生长壮老已的过程　人作为自然界的一部分，是一个发展变化的过程。每个人都要经历胚胎、诞生、生长发育、成熟及衰老的过程，每一阶段都有各自的特点。《灵枢·天年》以10岁为单位，描述了健康机体一生的发展变化。10～20岁，机体生长发育，“血气始盛，肌肉方长”；30～40岁，人的机能和精力最为旺盛，“五藏大定，肌肉坚固，血脉盛满”“五脏六腑十二经脉，皆大盛以平定”；40岁前后，身体机能开始出现了衰减的先兆，“腠理始疏，荣华颓落”；50岁及之后，衰老过程加速，“五十岁，肝气始衰”“六十岁，心气始衰”“七十岁，脾气虚，皮肤枯”；80～90岁之后，机体已非常虚弱，处于老态龙钟状态，“故言善误”；进一步发展下去，便可见“五藏皆虚，神气皆去，形骸独居而终矣”。

第7条　人生三大阶段　现代科学把人生大致分为三期：生长发育期（童年期：6～12岁；青春期：12～18岁）；生殖期（青春期：18～25岁；壮年：25～45岁）；衰老期（初老期：45～60岁；老年期：60～75岁；高龄期：75岁以上）。

第8条　天年的含义　古人把人类的自然寿命称之为“天年”，指上天授予的“寿限”。能享尽天年自然衰老而死者称为“寿”，不及天年，早衰而死者称为“夭”。《庄子·盗跖》有谓“上寿百二十年，中寿百岁，下寿八十”。《素问·上古天真论》谓“余闻上古之人，春秋皆度百岁，而动作不衰”。

第9条　关于人类寿命预测的说法

（1）性成熟期的8～10倍（性成熟理论）：14～15岁×（8～10）=112～150岁；

（2）生长发育期5～7倍：20～22岁×(5～7）=100～154岁；

（3）细胞分裂次数（细胞传代次数）：50次×平均分裂期（2.4年）=120岁。

第10条　中国居民平均预期寿命　平均预期寿命指标综合反映了一个国家或地区疾病防治和卫生服务水平，可用于评价一个国家人口的生存质量和健康水平。2019年5月，国家卫健委发布的《2018年我国卫生健康事业发展统计公报》显示，我国居民人均预期寿命由2017年的76.7岁提高到2018年的77.0岁。

第11条　老年型国家　按照联合国的规定，老年型国家是指60岁和60岁以上的人口占总人口的比重超过10%，该国即为老年型国家。美国、日本、瑞典等均属于老年型国家。

第12条　衰老的生理原因　①肾阳亏虚（先天之本）；②脾胃虚损（后天之本）；③心脏虚衰（君主之官）；④肝脏衰惫（罢极之本）；⑤肺脏衰弱（气之本）；⑥精气衰竭（精气是人体生命活动的基础）；⑦阴阳失调（阴平

阳秘，精神乃治）。

第 13 条　早衰的原因　①社会因素，如社会地位的变化、激烈的竞争、紧张的生活等；②自然环境，如空气污染、水污染等；③遗传因素，如禀赋强弱、禀赋全缺、禀赋纯浊等；④七情太过，如长期受精神刺激或突然受到剧烈的精神创伤；⑤劳逸过度。

第 14 条　古代文献中对早衰原因的阐述　《素问·上古天真论》明确指出人不能尽终天年的原因："以酒为浆，以妄为常，醉以入房，以欲竭其精，以耗散其真，不知持满，不时御神，务快其心，逆于生乐，起居无节，故半百而衰也。"

第 15 条　中医养生康复的特色和优势

（1）整体康复与辨证康复相结合：从顺应自然、适应社会中求得个体的康复；辨证是康复的前提和依据；因人而异、因证而异的个体化辨证康复；

（2）形体康复与情志康复相结合："形神合一""形神兼养"；

（3）自然康复与药物康复相结合：包括药物的内服和外治法、饮食疗法、针灸、推拿、功法训练等。

第 16 条　中医养生康复原则

（1）男女有别："阴阳者，天地之道也。""妇人之生，有余于气，不足于血，以其数脱血也。"男性多以益气固阳为主，女性多以补血益阴为主。

（2）人生有序：

①婴幼儿期："稚阳未充，稚阴未长"。故婴幼儿宜以护养其"稚阴""稚阳"为要，即饮食用药忌用峻猛，慎用过于寒热之剂，药量宜轻，中病即止。

②成壮年期："二十岁，血气始盛，肌肉方长""筋骨隆盛、肌肉满壮"（男子三十二岁左右）；"筋骨劲强、身体盛壮"（女子二十八岁左右）。此期可耐药石，故调摄当视个人体质之偏来调理阴阳。

③老年期："今五脏皆衰，筋骨解堕，天癸尽矣，故发鬓白，身体重，行步不正，而无子耳。"因此老年人的调摄当以补为主，时时顾其正气，方能使阴阳保持相对平衡，达到健康长寿的目的。

（3）顺天时以养生："四时阴阳者，万物之根本也。所以圣人春夏养阳，秋冬养阴，以从其根，故与万物沉浮于生长之门。逆其根，则伐其本，坏其真矣。"一年四季中有春温、夏热、秋凉、冬寒的不同时序，生物界顺阴阳消长之机，而有春生、夏长、秋收、冬藏的生命节律，人亦当应之而调养阴阳，故谓春夏养阳，秋冬养阴。

（4）按月廓盈亏而补泻："月始生，则血气始精，卫气始行；月廓满，则血气实，肌肉坚；月廓空，则肌肉减，经络虚，卫气虚，形独居。是以因天时而调血气也。"这句话是说人体阴阳、血气、经脉的虚实变化与月亮的盈亏有着密切的关系。月满时阴阳气血多实，应少进补品；月亏时阴阳气血多虚，应少服攻伐之药。

（5）随昼夜晨昏而调摄："阳气者，一日而主外，平旦人气生，日中而阳气隆，日西而阳气虚，气门乃闭，是故暮而收拒，无扰筋骨，无见雾露，反此三时，形乃困薄。”平旦至日中，阳气生而盛，应顺之而养阳，应在黎明清晨，适当进行户外活动，活动肢体，使气血调畅，有助阳气生发。日暮至夜半，阳敛而藏，人当安静凝敛，少作劳事，无扰筋骨，以顾护精血而养阴。此即白天养阳，夜晚养阴之谓也。

（6）按体质不同来调养：“人之生也，有刚有柔，有柔有强，有短有长，有阴有阳。”“人以水谷为本。”不同的食物、不同的区域、不同的种族都会造成体质上差异，但体质的差异概括起来不外乎阴阳的偏盛偏衰。人们摄养的原则，当辨体质之差异来补益阴阳。视个体之异，或补阴为主，或益阳为要。补阴助阳，益阳以配阴，就能“源泉不竭”“生化无穷”，健康长寿。

（7）和五味而调饮食：“胃者水谷之海，六腑之大源也。”“脾胃者，仓廪之官，五味出焉。”“人以水谷为本，故人绝谷则死。”“谨和五味，骨正筋柔，血气以流，腠理以密，如是则骨气以精，谨道如法，长有天命。”“酸入肝，辛入肺，苦入心，咸入肾，甘入脾。”“阴之所生，本在五味，阴之五宫，伤在五味。是故味过于酸，肝气以津，脾气乃绝。味过于咸，大骨气劳，短肌，心气抑。味过于甘，心气喘满，色黑，肾气不衡。味过于苦，脾气濡，胃气乃厚。味过于辛，筋脉沮弛，精神乃央。”中医称脾胃为后天之本。凡养生者，无不以脾胃为本源，调摄之要，当健脾益胃。人有胃气则生，无胃气则死。

（8）运行气血多运动："气之升降，天地之更用也……出入废则神机化灭，升降息则气息孤危。""故善养生者，必调和血气，使之周流不息"。人之血气，贵在升降出入有常，运行不息，而运行气血的一个重要方法就是多运动。中医运动养生的内容极为丰富，种类甚广，方法极多，如气功、导引、五禽戏、八段锦、太极拳、易筋经、推拿、按摩、散步、慢跑、登山等。中医对运动养生锻炼讲求意、息、行动的和谐统一，即意守、调息、行动的协调统一。

（9）调摄情志养天年："百病皆生于气也。怒则气上，喜则气缓，悲则气消，恐则气下，惊则气乱，思则气结。"养生旨在静神，静神起在全形：道法自然、怡情养神；少私寡欲、清心宁神；抑目静耳、逐扰安神；开朗乐观、怡情畅神；陶怡情志、平性怡神；保精益气、养心舍神。

（10）上工治未病："是故圣人不治已病，治未病；不治已乱，治未乱。夫病已成而后药之，乱已成而后治之，譬犹渴而穿井，斗而铸锥，不亦晚乎！""故邪风之至，疾如风雨。故善治者治皮毛，其次治肌肤，其次治筋脉，其次治六腑，其次治五脏。治五脏者，半死半生也。"上工治未病的含义包括无病重防、欲病早治、已病防变、病后康复。

第 17 条　健康管理　指通过多种方式实施一系列的健康管理对策，并以预防为主的干预手段来预防疾病，提高健康素质，延长寿命，提高生活质量。实施健康管理是变被动治疗为主动管理健康的质的飞跃。

第 18 条　健康管理的意义　建立健康管理模式对提高和改善国民身体素质具有举足轻重的意义！九一规律：90% 的个人和企业通过健康管理后，医疗费用可以降低到原来的 10% ，而剩下的 10% 的未参加健康管理的个人和企业，他们的医疗费用会比原来上升 90% 。从“已病才就医”模式到“未病先预防”模式转变是社会的大势所趋。

第 19 条　健康管理的目的　预防疾病，提高体质，延长寿命，提高生存质量。对个人而言，能防止疾病的进展，恢复健康，并尽量节约开支，有效降低医疗支出；对社会而言，能节约有限的医疗资源，提高社会的医疗水平，提高公民的健康水平。

第 20 条　健康管理的要求

（1）个人：主动接受健康教育，养成良好的健康习惯，定期安排健康检查，早期诊断、早期治疗。

（2）家庭：建立家庭健康档案，制定家庭健康计划，定期进行健康体检，加大健康保险投资。

（3）单位：经常开展健康教育活动，建立员工个人健康档案，定期进行健康检查，定期进行健康评估，进行健康绩效综合考评。

第 21 条　健康管理循环　对健康危险因素进行检查监测→评估健康问题→干预→再监测→再评估→再干预……

第 22 条　健康管理忠告（五个一）

①每年安排至少一次的健康体检和健康评估，由专家确定是否为亚健康；②建立一份个人和家庭的健康档案；

③有一项自己喜欢又能够坚持的运动项目；④学会一项简单又有效的保健方法；⑤至少与一个你信赖的医生保持联系，在专家的指导下进行健康管理。

第23条 健康指导——养成良好的生活习惯 ①不饿也要吃——定时三餐；②不渴也要喝——定量喝水；③不拉也要拉——定时排泄；④不困也要睡——定时起卧；⑤不动也要动——定时运动。

第24条 每日保健建议（1118方案） 每天笑一（1）笑、运动一（1）小时、早晚一（1）杯水、三餐八（8）分饱。

第25条 春季养生——春季特点 春季是指我国农历的立春至夏至这一段时间，即农历的1、2、3月份，包括立春、雨水、惊蛰、春分、清明、谷雨6个节气。其特点是：

（1）阳气始发：春回大地，冰雪消融，万物复苏，柳丝吐绿，大自然一片欣欣向荣的景象。此时，自然界阳气开始升发，人体之阳气也顺应自然向上、向外疏发，此谓“春生”。

（2）春季多风：风是春季之主气，人体皮肤腠理疏松，对风寒之邪抵抗力差，容易引起各种传染性、流行性疾病，如感冒、麻疹、水痘、扁桃体炎、肺炎等，所以春季要谨防流行病。

（3）寒热多变：春季是冬夏交替的季节，冷暖气流相互交争，时寒时暖的气候易使人的血管不断收缩、扩张，对高血压、心脏病患者危害极大，易诱发中风、心绞痛、心肌梗塞等疾病。对此气候敏感的人要注意起居调护。

（4）内应于肝：春气内应于肝，阳气升发，肝气、肝火易随春气上升，而肝阳旺盛，易导致高血压、眩晕、肝炎等疾病。肝气旺盛也使得人的精神、情绪高昂亢进，易出现急躁易怒的状态。

第 26 条　春季养生要点——养生　春季的养生要点：生阳气、养肝木、防风邪；《素问 · 四气调神大论》谓："春三月，此谓发陈，天地俱生，万物以荣，夜卧早起，广步于庭，被发缓形，以使志生，生而勿杀，予而勿夺，赏而勿罚，此春气之应，养生之道也。逆之则伤肝，夏为寒变，奉长者少。"

第 27 条　春季养生措施——调养情志，振奋精神　春为四时之首，阳气始生，万物复苏，此时应陶冶情操，以利春阳之气。由此可见，春天之时，应踏青赏花，或登山戏水，或行歌跳舞，务使精神愉快，气血流畅，符合春阳萌生、生机盎然的自然规律。中医认为"春与肝相应"，所以在春季保养肝脏是很重要的，肝的主要功能是保持和维护全身气血的疏通畅达。"肝主疏泄""喜条达而恶抑郁"，所忌为怒，"怒则气逆"，气逆则不顺，伤气伤身。因此，在温暖的春天里，要使自己保持心情舒畅，努力做到不着急、不生气、不发怒，保证肝气的舒畅调达。

第 28 条　春季养生措施——坚持运动，强身健体　春季，天气转暖，人体的阳气经过一个冬天的闭藏，会随着春阳生发之势而动，此时人们应该多参加一些户外活动，可以增强免疫力，使思维敏捷，不易疲劳。

（1）多伸懒腰：舒展四肢，伸腰展腹，全身肌肉用力，有行气活血、通畅关节、振奋精神的作用，可以解乏、醒神、活关节，同时还能激发肝脏的功能，符合春季养生之道。

（2）踏青出游：春天去郊游，呼吸清新空气，观赏红花绿叶、百鸟争鸣，有助于增强脏腑功能。

（3）其他户外运动：可选择适合自己的简单易行的活动，如太极拳、钓鱼、慢跑、放风筝、荡秋千等。

（4）注意事项：①不宜过汗，运动量不宜过大，以免大汗淋漓损伤阳气，以运动后精力充沛、身体舒服为度；②雾天不宜锻炼，因为雾珠中含有大量的灰尘、病原微生物等物质；③不要空腹锻炼，会导致低血糖；④注意保暖护膝，虽然天气转暖，但气温仍较低，不要过度裸露肌肤，以防关节疾病。

第29条　春季养生措施——调理饮食　春季饮食调养宜选辛、甘、温之品，辛甘之品为阳，可助春阳升发，温食则有利于护阳。

（1）补益阳气：温补阳气的食物可以促进阳气的生发，如葱、姜、蒜、韭菜等。研究表明，大蒜不仅有很强的杀菌作用，还能促进新陈代谢、增进食欲、预防动脉硬化，还可防止呼吸道、胃肠道传染病。

（2）护养肝气：春季护养肝气，食物应以清淡平和为主，以免肝阳升发太过。鸭血性平，营养丰富，能养肝血、治贫血，是保肝的佳品之一；菠菜具有滋阴润燥、舒肝养血的作用。肝火太旺者，应多吃些具有疏肝作用的食物，如以鲜芹菜煮粥或绞汁服，菊花代茶饮等；肝血不足者，如常感到头晕、目涩、乏力的，可多吃龙眼粥、枸杞鸡肉汤、猪肝等。

（3）兼顾脾胃：春季肝气旺，肝木克脾土，容易损伤脾胃。酸是肝之本味，甘是脾的本味，因此应少食酸味食品以防肝气太过，多食甘味以增强脾气。如大枣，性味平和，可以滋养血脉、强健脾胃；山药也是春季饮食佳品，有健脾益气、滋肺养阴、补肾固精的作用。

（4）多吃蔬菜：经过冬季之后，人们常出现多种维生素、无机盐缺乏的情况，容易发生口腔炎、口角炎等，因此，可多食菠菜、芹菜、四季豆、小白菜、油菜、荸荠等食物和富含维生素的食物，如胡萝卜、菜花、卷心菜、春笋等。

（5）多食粥：春日食粥，粥里可加荠菜、芹菜、韭菜，既有利于消化，又有助于春阳生发。如荠菜粥有补虚损、健脾胃、养肝明目、止血降压作用；韭菜粥有温中下气、开胃提神、补虚强体的作用；红枣粥有健脾和胃、补益气血的作用。

（6）春季养生药膳：春季养生药膳常用的药物有首乌、白芍、枸杞、川芎、人参、黄芪等；搭配使用的食物有鸡肉（鸡蛋）、鹌鹑（蛋）、羊肉、猪肉、动物肝、笋、木耳、黄花菜、香菇、鲫鱼等。

（7）春季饮食禁忌：忌食滋阴寒凉的食物，比如香蕉、梨、银耳等；特别是生冷的东西，像冰激凌、冷饮等，这些寒凉之品会将寒气聚集在体内，导致夏季脾虚。此外，还应少食酸味，保护脾气不受克伐。春季脾胃容易受损，应注意少食难以消化的食物，尤其是老年人更应注意，不宜过量食用肥腻之物。

第 30 条　春季养生措施——起居调摄　春季应“夜卧早起”，因为人体阳气的生发、闭藏状态和睡眠息息相关。当人在清醒时，阳气行于表、行于外，才能和自然界的阳气一样生发，此乃顺应“春生”的自然规律。但晚睡不宜晚于子时（晚上 11 点钟），早起不宜早于鸡鸣（早上 5 点钟），还要保证充足的睡眠，一般每天应有 8 小时的睡眠时间。

第 31 条　春季养生措施——预防疾病　春季气候转暖，湿热毒邪较甚，人们容易受致病因素的影响发病，所以春天要特别注意预防疾病。

（1）防春困：春困不是病，而是一种正常的在季节变化时出现的生理现象。其原因是冬季较冷，皮肤血管收缩，春季天气转暖，皮肤血管扩张，供应皮肤的血液增加，供应脑的血液相对减少，从而造成春困。

（2）防风御寒：春季养生莫忘“春捂”，古今养生学家都十分强调“春捂”，即不忙减衣，这既是顺应阳气疏发的需要，也是预防疾病的自我保健良法。在严寒的冬季，人们的保暖措施都十分完备，同时这也会使人的耐寒能力下降。早春气温乍暖乍寒，说变就变，常有寒潮来袭，如果过早脱去棉衣，人体极易受寒，寒则伤肺，易出现呼吸系统的疾病，如感冒、支气管炎、肺炎等。

（3）防旧病复发：季节的转换容易使体弱者的某些疾病复发，如头晕、目眩、耳鸣等症。内热体质的人，易患目赤、咽喉痛；肝火偏旺的人，易患高血压，或出现心情烦躁、睡眠不足等症。这些患者应在冬天加强调理，保持体内的阴阳平衡。

（4）防花粉过敏：春天，桃红柳绿，百花盛开，过敏体质者踏青出游，极易受到花粉困扰，对此要及时采取相应措施。首先应远离过敏原，尽量不要到植物园等花草树木繁茂的地方游玩，不要在植物开花传粉的季节外出踏青；居室内少放或不放花木；若对居所周围的植物花粉过敏，最好在这一时期移居他处。

（5）防流行性感冒：流行性感冒是一种最常见的传染病，一年四季皆可发生，但春、冬两季发病率较高，要注意做好预防措施。

第 32 条　防春困方法　①保证充足的睡眠；②晨起最好用冷水洗脸，以刺激皮肤和大脑，使之尽快适应；③加强体育锻炼；④经常按摩太阳穴，多晒太阳亦有益于缓解春困；⑤可做叩齿咽津和提肛运动。

第 33 条　流感预防措施

（1）坚持开窗睡觉，但窗户不能开得太大，保持室内的空气新鲜、流通。

（2）在室内放置一些薄荷油或用米醋熏房间，以净化室内空气。

（3）谨防外出传染：外出时，避免去人口密集、通风差的地方。

(4) 注意个人卫生：个人卫生从手做起，一定要勤洗手。洗手要用流水，擦洗要全面，洗手后，不要再直接触摸水龙头。同时，要勤换衣衫，衣服最好天天换、用水洗；常洗头，因为头发可能是病毒的最佳藏身之所。另外，还要避免过度劳累，注意休息，保证充足的睡眠。

(5) 感冒的治疗应以辛凉解表、清热解毒为基本原则。感冒初期，可服用感冒清冲剂、板蓝根冲剂等；症状较重者须去医院就医。

(6) 预防流感方：金银花 15g、荆芥 10g、桑叶 10g、藿香 10g、连翘 10g、杏仁 10g、黄芩 15g、柴胡 10g、薄荷 5g（后下）、炙甘草 5g，每日 1 剂，水煎服，连服 3 日。

(7) 推拿法防治感冒，如按揉足三里穴。足三里穴位于外膝眼下 3 寸（四指宽）、胫骨外侧约一横指处。推拿时，拇指重按同侧足三里穴，其余 4 指置于小腿后面与之相对，加重按压力量，直到局部酸胀为止；而后，再按揉另一侧足三里穴。

第 34 条　夏季养生——夏季特点　夏季是指我国农历立夏至立秋这一段时间，即农历的 4、5、6 月份，包括立夏、小满、芒种、夏至、小暑、大暑 6 个节气。其特点是：

(1) 阳气最盛，宣发于外：夏季万物繁茂秀美，阳气旺盛，宣发于外而生育万物、长养万物。此时，人体阳气也顺应自然而旺盛，宣发于外，通泄自如，是人体新陈代谢最旺盛的时机，此谓“夏长”。

(2) 夏季多暑、多湿：暑、湿是夏季之主气。暑性炎热、外散，易伤津耗气，又因夏季雨水较多，湿热交蒸，相伴为病，易阻遏气机，影响脾胃运化。因此夏季易出现疲劳乏力、汗出、食欲下降等症状，严重者可患中暑、腹泻、胃肠功能紊乱等疾病。

（3）多疫疠之气：夏季气候炎热，生机旺盛，是万物生长、生发的季节，细菌、病毒等也滋生迅速，容易导致腹泻、呕吐、霍乱等疾病。因此，在疠气流行的夏季，人们一定要有良好的生活习惯，要防暑但不能贪凉，注意饮食卫生。

（4）内应于心：夏季阳气最旺，而心为阳中之阳，属火，故心之阳气在夏季最为旺盛。一般来说，有心脏疾患或心阳虚衰的患者在夏季病情往往能够得到缓解，而阴虚阳盛患者的病情在夏季则往往加重。但心火过旺，火克金侮水，容易导致肺金和肾水不足，因此，夏季既要养阳，又要防止肺肾亏虚。

第35条　夏季养生要点——养长　夏季的养生要点：长养阳气、清热解暑、健脾除湿、补养肺肾。《素问·四气调神大论》谓：“夏三月，此谓蕃秀，天地气交，万物华实，夜卧早起，无厌于日，使志无怒，使气得泄，若所爱在外，此夏气之应，养长之道也。逆之则伤心，秋为痎疟，奉收者少，冬至重病。”

第36条　长养阳气的措施

（1）促进阳气宣发：夏为蕃秀之时，阳气最隆盛的节，阳长阴消，白天长、晚上短，阳气宣发于外而使万物生发生长。人体的阳气也顺应自然达到最足，生命力旺盛，此时人们应和自然界的气候变化一致，积极参加户外运动，使阳气得以宣发。

（2）保养人体阳气：夏季虽然气候炎热，但人体的阳气处于外泄的状态，即盛于外而虚于内，过度饮用凉茶容易损伤脾胃之气，引起食欲减退、胃痛、腹泻等症状。同时，夏季人体的新陈代谢活动旺盛，汗出较多，毛孔开泄，如果贪凉，如汗出后受风或空调过凉都会更容易损伤人体的阳气。因此夏季不宜过食生冷，要注意顾护体内阳气。

第 37 条　夏季养生措施——调养情志，养心宁神　夏季人体阳气最足，生命力旺盛，在精神调养方面必须避免动怒烦躁，应保持神清气爽、舒畅自如。一方面，心为五脏六腑之大主，心神得养、神气充足则统领人体的机能旺盛且协调；另一方面，“心静自然凉”，如《摄生消息论》中所说：“更宜调息净心，常如冰雪在心”。

第 38 条　夏季养生措施——坚持运动　夏季阳气升发旺盛，人体也要顺应自然，多参加户外活动，以利阳气升发。但运动量不宜过大，不能剧烈运动，应温和运动，以少许出汗为宜，以免运动量过大、出汗过多损伤心阴，可选择在比较凉快的早晚时间练习太极拳、八段锦等。

（1）旅游：旅游的目的主要是消夏避暑，海滨地区和山区气温相对较低，环境宜人，可以陶冶情操、放松心情，有助于提高机体免疫力。

（2）游泳：游泳是夏季的最佳运动之一，不仅能锻炼人的手、脚、腰、腹，而且对心、脑、肺、肝等器官，特别是对血管有益，可以提高心血管系统的功能。游泳还能使大脑皮层的兴奋性增高，工作后若到水中游泳片刻，能振奋精神，减轻疲劳感。

（3）钓鱼：明代李时珍就指出，垂钓能解除“心脾燥热”，而暑天炎热的气候常使人烦闷、焦躁，容易“上火”，所以夏天垂钓是一项很不错的运动。

（4）其他运动：如爬山登岳、泛舟江湖等，这些运动可以活动筋骨，使百脉通畅、气血调和，以适应夏季的养长之气。

第 39 条　夏季运动的注意事项

（1）防晒防暑：高温天气下应尽量避免到海岸线和山脊上的防火带去。参加活动时一定要带上太阳帽、墨镜、防晒霜、毛巾，穿长袖上衣，并带上十滴水、人丹等防暑药品。

（2）饮水：夏季户外运动出汗多，必须及时补充水分，少量多次饮水，不要以口渴感作为补充水分的依据。

（3）勿贪冷饮：少量摄入冷饮对降温有利，但不能过量。

（4）携带替换衣服：到了目的地以后，立刻把湿衣服换下来，在风大的地方及时穿上衣服，防止冷热交替导致感冒。

第 40 条　夏季养生措施——饮食调理　《摄生消息论》主张“夏季心旺肾衰，虽大热，不宜吃冷淘冰雪、蜜冰、凉粉、冷粥，饱腹受寒，必起霍乱。莫食瓜茄生菜，原腹中方受阴气，食此凝滞之物，多为癥块”。这句话的意思是说夏季心火旺盛，而肾水衰弱，即使是很炎热的天气，也要着眼于健脾益气，在饮食上应少苦寒、节冷饮，少食油腻、不易消化的食物。

（1）清热祛暑：夏季天气炎热，容易中暑，多烦热，饮食要以清淡为主，注重清热祛暑。

（2）注意补充营养：①补充维生素，如西红柿、青椒、冬瓜、西瓜、杨梅、甜瓜、桃、梨等新鲜果蔬；②补充水和无机盐，特别要注意钾的补充，豆类或豆制品、水果、蔬菜等都是钾的来源；③适量补充蛋白质，如鱼、瘦肉、蛋、奶和豆类等都是优质蛋白。

（3）顾护阳气：除了消暑降温、祛暑解烦，我们还要注意呵护自身的阳气，可以适量食用一些大枣，避免过多的凉性食物损伤我们脆弱的脾胃。平时做菜可以适当吃一点姜，俗话说“冬吃萝卜夏吃姜”，夏天吃姜主要起养脾阳、除脾湿的作用。

（4）注意顾护心气。夏季对应五脏中的心。夏季气候炎热，人体汗孔开泄，出汗较多，若不及时养护，易损耗心气，故夏季应注意顾护心气，宜宁心静气安神。

（5）多吃“杀菌”蔬菜：夏季是疾病尤其是肠道传染病的多发季节。多吃些可以“杀菌”的蔬菜，能预防疾病，如大蒜、洋葱、韭菜、大葱等。这些葱蒜类蔬菜对各种细菌（球菌、杆菌）、真菌和病毒有灭活和抑制作用。其中，作用最突出的是大蒜，生食效果更佳。

（6）兼补脾肾：夏季心阳过剩，易克金侮水，导致肺肾阴虚。因此，除了清热解暑、健脾利湿外，还应注重滋补肺肾。此类食物有百合、猪肺、芹菜、枸杞、鸡蛋、山药、鸭肉、梨、黑大豆等。

(7) 夏季养生药膳：①益气养心粥由太子参、山药、莲子、粳米组成，有健脾益气、养阴清心的作用；②绿豆粥历来是夏季解暑佳品；③乌梅汤祛暑开胃，是夏季消暑较好的选择；④冬瓜海带汤，将冬瓜 100g 切片，海带 30g 洗净，加入虾皮、精盐适量煮汤，有清热利水、消肿解毒、生津除烦、利湿止渴之功。

(8) 夏季饮食禁忌：少食糖，多食会使血糖升高，加快金黄色葡萄球菌等化脓性病菌在体内的生长繁殖。忌食冷汤圆、冷糍粑、冷年糕。忌饮隔夜冷茶、冷粥、冷饮。忌食或少食麻雀肉、羊肉、龙眼肉、荔枝、芥菜、花椒、肉桂、白酒以及炒花生、炒瓜子等炒货。

第 41 条　清热祛暑食物

吃些凉性蔬菜，有利于生津止渴、除烦解暑、清热泻火、排毒通便，如番茄、芹菜、生菜和瓜类蔬菜等大都属于凉性蔬菜。

(1) 瓜类：夏季气温高，人体丢失的水分多，须及时补充。蔬菜中的水分是经过多层生物膜过滤的天然、洁净、富含营养的水，瓜类蔬菜含水量大多在 90% 以上。一般瓜类蔬菜都具有降低血压、保护血管的作用，如黄瓜，性凉味甘，有清热解毒、利水消肿、止渴生津的功效；丝瓜，性寒，味微苦，清热解毒，可用于肺热咳、咽痛、鼻炎、痔疮等症。

(2) 苦味菜：苦味食物有清热去火、补气固肾、健脾燥湿的作用，如苦瓜、苦菜、莴笋、芹菜、蒲公英、莲子、百合等都是苦味佳品。

（3）醋：酷夏热出汗多，适当吃醋，能帮助消化和吸收，促进食欲。醋还有较强的抑制细菌的能力，短时间内即可杀死化脓性葡萄球菌等，对伤寒、痢疾等肠道传染病有一定的预防作用。夏天人们易出现疲劳、困倦不适等，适当吃醋有助于解除疲劳，保持充沛的精力。

第42条　九种护心药物

（1）杏仁：预防血小板凝结。吃法：将杏仁磨成粉状，拌入沙拉、菜肴中，不但可以增加口感，也有利于被人体充分吸收。

（2）薏苡仁：降低胆固醇。吃法：薏苡仁汤热量较高，最好将薏苡仁煮成饭。

（3）黑芝麻：防止血管硬化。吃法：适量嚼碎。

（4）黄豆：降低胆固醇。吃法：先将黄豆在热水中浸泡4小时，再用水煮熟即可。

（5）菠菜：预防心血管疾病。吃法：菠菜中含有丰富的叶酸，保存叶酸的最好方式是大火快炒，这样其营养价值能保留最多。

（6）木耳：抗凝血。吃法：将干木耳用水泡开，洗净切丝，用热水烫一下，撒上姜丝、糖、白醋、酱油凉拌即可。

（7）海带：预防血管栓塞及动脉硬化。吃法：海带本身含盐，吃时少加调味料。

（8）芹菜：降血压。芹菜叶子的维生素C含量比茎高。吃法：选用嫩叶，用热水烫一下，做凉拌菜或沙拉均可。

（9）玉米和玉米须：降血压。吃法：玉米洗净加水，煮成粥；玉米须煮水当茶喝。

第 43 条　夏季养生措施——起居调摄

（1）夜卧早起，午间小睡：我们在夏季应“夜卧早起”，晚睡早起，以顺从自然界阴阳消长、阳气升发的特点，同时也要保持充足的睡眠，以缓解夏季易疲劳乏力的特点，因此午间应小睡以补充体力。但晚睡不宜晚于子时（晚上 11 时），早起不宜早于鸡鸣（早上 5 时），午睡半小时即可，一般每天睡 8 小时。

（2）居室布置：要将多余的或暂时不用的家具搬掉，使居室拥有较宽敞的空间，每天开门窗通风，可使居室满屋生凉透爽。其次，床和被子要软硬适中，枕头不宜过高，床铺要铺设整齐，及时洗净晾晒。

第 44 条　夏季养生措施——预防疾病　夏季气温高，人们的食量和睡眠时间减少，体内水分消耗较多，如不注意，极易引起疾病。另外，夏季阳气最盛，万物生长，其中包括一切致病微生物，因此夏季是疫病、泄泻、中暑的高发期。

（1）预防暑期感冒：天热流汗使我们消耗了大量的能量，加上夏季一般人的胃口都比较差，如果没有及时补充足够的营养，人体的抵抗力就会随之下降，很容易感冒。一些人为了贪图凉爽，在热得满头大汗时喜欢用冷水冲头或洗冷水澡；睡觉时对着电扇吹个不停；房间里长时间开着空调，导致室内外温差较大，这些都容易导致夏季感冒的发生。

（2）预防中暑：夏季人体阳气开泄，容易出汗，而夏季的气候特点是高温和潮湿，在此环境中易出汗过多，津液不足，常出现头晕、头痛、心慌、口渴、恶心、呕吐、晕厥或神志模糊等症状，此为中暑。年老体弱、肥胖者易发生中暑。

（3）预防胃肠道传染病：谨记“病从口入”。生吃的瓜果蔬菜要洗净，不吃腐烂变质的食物；不喝生水；饭前便后应认真洗手，接触痢疾患者后更要注意洗手和消毒。饮食要清淡，不要过食辛辣、油腻的食物，保持消化道的清洁和通畅。加强锻炼，增强体质，使脾气旺盛，不受外邪。

（4）预防空调病：夏天暑湿之气弥漫，在空调房内因气温较低而汗孔紧闭，体内的湿热不能通过出汗散发，郁积体内，形成“寒冷外束肌表，湿热内蕴脾胃之症”，会出现鼻塞、头昏、打喷嚏、耳鸣、乏力、记忆力减退等症状，此为“空调病”。

第45条　暑天感冒的预防和治疗

（1）预防：及时补充水分和营养，避免长期吹空调，避免贪凉。锻炼身体，增强体质，提高抵抗力，避免过度消耗体力，保证足够的睡眠时间，多饮开水，饮食宜清淡。

（2）治疗：①风热感冒，表现为发热恶寒、头痛鼻塞、流黄浊涕、咽痛、咳嗽、痰黄等。治宜辛凉解表，首选银翘解毒丸，每次6g，每日2～3次，温开水送服；备选药物有羚羊角感冒片、板蓝根冲剂等。

②风寒感冒，表现为恶寒重、发热轻，头痛，无汗，肌肉酸痛，鼻塞，清涕，咽痒，咳嗽、痰白。治宜辛温解表，可用九味羌活丸，每次9g，每日3次，温开水或姜汤送服；备选药物有风寒感冒冲剂、感冒清热颗粒等。

③暑热感冒，表现为恶寒发热、头身困重疼痛、胸脘痞闷、恶心呕吐。治宜清热祛暑、清气分热，可用藿香正气水或藿香正气丸，每次6g，每日3次，温开水送服。

第46条　中暑的预防和治疗　①预防：注意防晒，保证睡眠充足。野外工作时，要随身携带防暑药品，戴上草帽或安全帽，劳动一段时间后到树荫或凉棚下适当休息一会儿；定时饮水，不要等口渴时再喝，出汗过多时应及时补充淡盐水，少喝冰冻饮料，更不要喝生水。适当进行户外锻炼，提高身体的耐热能力；②治疗：可用藿香正气水、人丹等药物。

第47条　空调病的治疗　对于空调病，可以通过食疗达到疏散外寒、清化内湿的目的，如荷藿薏米粥：用鲜荷叶100g、藿香30g（干品，鲜藿香则用嫩茎叶50g），加水800mL，煮沸后，小火再熬20分钟，滤去渣，取药液约500mL与薏米100g煮成稀粥，早晚各吃1次。

第48条　夏季生活的十个最佳　①最佳调味品：食醋；②最佳蔬菜：苦味菜；③最佳汤肴：番茄汤；④最佳肉食：鸭肉；⑤最佳饮料：热茶；⑥最佳营养素：维生素E；⑦最佳运动：游泳；⑧最佳服色：红色，可见光波最长，可大量吸收日光中的紫外线，保护皮肤不受伤害，防止皮肤老化甚至癌变；⑨最佳取凉“设备”：扇子；⑩最佳保健措施：起睡定时。

第 49 条　长夏养生——长夏特点　长夏通常指夏季的最后一个节气和秋季的前三个节气，即大暑、立秋、处暑、白露四个节气，是夏秋之交的多雨季节，也是一年中最热的季节，俗语有谓：“大暑小暑上蒸下煮”。这一阶段暑热未消，加上频繁降雨导致湿气过重，人们会觉得十分闷热，这就是中医讲的“长夏”，其特点有：

（1）天阳下迫，地气上腾：长夏之季，气候炎热，雨水较多，湿为热蒸，酝酿生化，万物华实，此谓“长夏化”。

（2）长夏多湿、多热：湿是长夏的主气。长夏的气候特点可以概括为：天阳下迫，地气上腾。天阳下迫，突出一个“热”字；地气上腾，突出一个“湿”字。

（3）内应于脾：长夏属土，脾也属土，长夏的气候特点是湿热，湿气通于脾，湿热与脾土关系最为密切，最易出现脾虚湿困。然而脾喜燥恶湿，一旦受损，则脾气不能正常运化，导致出现脘腹胀满、食欲不振、口淡无味、胸闷呕恶的表现。

第 50 条　长夏养生要点　长夏的养生要点：清热祛湿、健脾和中。

第 51 条　长夏养生措施　由于气候特点的相似性，长夏养生措施和夏季养长措施类似，可参考夏季养生部分。

（1）饮食上以健脾、清热、利湿为基本原则：经过炎夏的消耗，入秋后，人体的消化功能逐渐下降，肠道抗病能力也减弱，稍有不慎，就可能发生腹泻，故宜选择清淡、苦寒、易消化的食物，避免食用过于油腻、生冷食物。

（2）运动调摄：应保持一定的运动量以祛除体内湿气。运动时以户外运动为主，使心、肺得到一定的锻炼，从而让全身各器官都得到良好的氧和营养供应，维持最佳的功能状况。其中最理想的运动项目是游泳，但要注意运动后要及时补充水分，避免在高温下运动，尽量选择早晚较凉爽时运动。

第 52 条　健脾利湿的药膳

（1）绿豆陈皮老鸭汤：绿豆 100g、土茯苓 30g、陈皮 6g、老鸭 1 只、猪肉 150g、生姜 3 片、清水 2500mL，共煲汤。绿豆甘凉，能清热解毒、止渴消暑、利尿润肤；嫩鸭湿毒，老鸭滋阴；绿豆与化气、消滞、祛湿的陈皮共煲老鸭，有清暑热、益阴气之功。

（2）薏米冬瓜老鸭汤：薏米 100g、冬瓜 300g、老鸭肉 300g、盐适量、味精 3g、胡椒粉 2g、料酒 10g、葱段 10g、姜片 6g、香油 3g、清水 1000mL，共煲汤。此汤清暑除湿之效显著。

第 53 条　长夏养生饮食原则

（1）清淡饮食：食物种类要多样，注意色、香、味、形、质等的搭配，以刺激食欲。清热类食物有冬瓜、豆类、小白菜、苦瓜等；富含维生素、矿物质的水果有梨、苹果、香蕉、猕猴桃、桃等。

（2）饮食注意：少吃油腻、易上火的食物，要特别注意补水，可根据个人的口味适量加入莲子、枸杞、麦冬、荷叶、大枣、山楂、砂仁等醒脾、益气、消食的中药；在吃海鲜和烧烤时，一定要注意食物的新鲜度；要顾护脾胃，勿进食太多瓜果冷饮，以免刺激肠胃，导致消化不良。

第 54 条 长夏养生注意事项

（1）防晒防暑：避免高温日晒，在早晚较凉爽时进行运动；参加活动一定要带上防晒物品和防暑药品。

（2）防止出汗过多，及时饮水：长夏天气闷热，易出汗，户外运动时要防止出汗过多，以免损伤心阳，发生脱水，必须及时补充水分，少量多次饮水，不要以口渴感作为补充水分的依据。

（3）勿贪冷饮：少量摄入冷饮对降温有利，但不能过量。

第 55 条 长夏养生保健穴位 可按摩曲池、足三里、阴陵泉、丰隆等穴位清热利湿，每日按压 1～2 分钟，使酸胀感向下扩散。①曲池：屈肘成直角，位于肘弯横纹尽头处。②足三里：外膝眼向下 4 横指，胫骨旁开 1 横指处。③阴陵泉：小腿胫骨内侧髁后下方凹陷处。④丰隆：位于外踝上 8 寸，胫骨前缘外侧 1.5 寸，胫腓骨之间。

第 56 条 秋季养生——秋季特点 秋季，指中国农历 7、8、9 月，包括立秋、处暑、白露、秋分、寒露、霜降 6 个节气。秋季的气温已较暑夏时降低，人们烦躁的情绪也随之平静，这个季节的特点是：

（1）阳气渐收，阴气渐长：秋风萧瑟，草木皆凋，时令至秋，暑去而凉生，阳气渐收，阴气渐长。此时不再有春夏的勃勃生机，仿佛一切都收敛了起来一样，呈一派肃杀景象，此谓“秋收”。

（2）秋季多燥：秋季气候与自然界变化的主要特点是秋燥。秋季天气收敛，其气清肃，气候干燥，容易引起咽喉干燥、口舌少津、嘴唇干裂、鼻子出血、大便干燥等症状。中医认为燥又可分为温燥和凉燥。

（3）昼热夜凉，寒热多变：立秋标志着秋天的到来，而立秋至处暑，秋阳肆虐，温度仍较高，感觉不到秋天的气息，宿有“秋老虎”之说。白露过后，雨水渐少，天气干燥，昼热夜凉，寒热多变，稍有不慎，易患伤风感冒，许多旧病如支气管哮喘也易复发，故又有“多事之秋”的说法。因此，对气候敏感之人要注意起居调摄。

（4）内应于肺：秋气内应于肺，肺气宣发肃降，主气、司呼吸，主皮毛。外部秋燥之邪从口鼻或皮毛而入，首易犯肺，从而出现干咳少痰，或痰黏难咯，或痰中带血及喘息胸痛等症状。

第 57 条　秋季养生要点——养收　秋季的养生要点：收敛阳气、养护阴气、滋阴润肺、调理脾胃。《素问·四气调神大论》谓：“秋三月，此谓容平。天气以急，地气以明，早卧早起，与鸡俱兴，使志安宁，以缓秋刑，收敛神气，使秋气平，无外其志，使肺气清，此秋气之应，养收之道也。逆之则伤肺，冬为飧泄，奉藏者少。”

第 58 条　养护阴气　春夏属阳，秋冬属阴。秋风渐来，天气渐凉，各种植物逐渐成熟，进入收获季节，开始由“长”转向“收”。人体的生理活动也要适应自然的改变，因此，秋季养生不能离开“养”“收”的原则，也就是说，秋天要把保养体内的阴气作为首要任务。

第59条　收敛阳气　秋三月阳气渐衰，阴气见长，是万物果实饱满成熟的季节，这一季节天气清肃，其风劲急，草木凋零，大地明净，呈现一片肃杀之象。人体的阳气也应当顺应自然，向内、向里收敛，此乃顺应秋气、养护人体机能的法则。

第60条　秋季养生措施

（1）收敛神气，无外其志：秋季呈肃杀之象，自然界的阳气开始收敛，所以人体的阳气也应该收敛，应使气血平调，人的意志也不要过分活跃，不要像夏季那样随意表露。此外，肺在志为悲，悲伤的情绪与肺相通。因此，保持内心宁静，舒畅胸怀，抛开一切烦恼，避免悲伤情绪，也是秋季养肺的一个好方法。

（2）坚持运动：金秋时节天高气爽，是运动锻炼的大好时期。但因人体的生理活动也随自然环境的变化处于“收”的阶段，阴精、阳气都处于即将收敛内养的状态，故运动也要顺应这一原则，在秋季不宜进行运动量大的项目，以防汗液流失，耗伤阳气。宜进行散步、太极拳、八段锦等比较柔和的运动。

（3）饮食调理：秋季饮食调养应遵循“养阴防燥”的原则，宜食养阴、滋润、多汁的食物。

（4）起居调摄：

①早睡早起：我们在秋季应“早卧早起”，早睡以收

藏阴精，早起以舒达阳气。

②春捂秋冻：秋冻是秋季的养生方法之一，指秋风时至，虽然天气有所转凉，但衣被要逐渐添加，不可一下加得过多，只要不是太过寒冷，可以有意识地“冻一冻”。这可以避免穿衣过多导致的身热汗出、阴津耗伤、阳气外泄，顺应了秋天阴精内蓄、阳气内收的特点。

③节制房事：秋季是补益精气的最佳季节，中医认为，在秋季应当注意顺应自然界收藏的规律，节制房事，蓄养阴精，这对中年人尤其重要。

（5）预防疾病：秋季气温乍冷乍热，气候干燥，昼夜温差较大，是各类传染病、过敏性疾病的高发季节，如果不及时调节起居饮食，就容易引发感冒、气管炎、肺炎、咽炎等疾病。

第 61 条　秋季养生——运动调理方案

（1）运动减肥：秋天减肥效果最好。因为在秋天，随着天气逐渐转凉，脂肪开始逐渐积累，以防止热量扩散，起保暖作用，如果这时候不加节制，人就容易变胖。

（2）秋季适宜运动：慢跑快走，因为秋季运动量不宜过大，出汗不宜过多，以轻松平缓为宜。快步走等有助于改善心肺功能、改善脑部的血液供应和氧气供应，从而减轻脑动脉硬化，对白领和老年人都很合适。慢跑最好安排在傍晚，老年人则以下午三四点钟为宜。

（3）登高爬山：登高爬山是秋季的传统运动，可以使肺通气量和肺活量增加、脑血流量增加。

（4）注意事项：不宜剧烈运动，避免出汗过多；秋日清晨气温低，锻炼时不可穿单衣去户外活动，应根据户外的气温变化来增减衣服，锻炼后不要穿着汗湿的衣服在冷风中逗留；锻炼前一定要做好充分的准备活动，因为人体在气温下降的环境下，会引起反射性的血管收缩，肌肉伸展度降低，极易造成肌肉、肌腱、韧带及关节的运动损伤。

第 62 条　秋季养生——饮食调理方案

（1）收敛阳气，少辛增酸：秋季的饮食也需顺应阳气渐藏的自然规律，不宜食用辛甘发散的食物。另外，秋季肺的功能偏旺，辛味食品吃得过多，会使肺气更加旺盛，进而还会伤及肝气，所以秋天要少食辛味食物，如葱、姜、蒜、韭菜、辣椒等。在此基础上可多吃些酸味食物，以柔肝补气，如苹果、石榴、葡萄、芒果、樱桃、柚子、柠檬、山楂、番茄、荸荠等。

（2）养肺为要：秋气内应于肺。秋季气候干燥，很容易伤及肺阴，使人出现鼻干喉痛、咳嗽胸痛等症状，所以饮食上要注意养肺，要多吃些滋阴润燥的食物，如银耳、甘蔗、燕窝、梨、芝麻、藕、菠菜、鳖肉、乌骨鸡、猪肺、豆浆、饴糖、鸭蛋、蜂蜜、龟肉、橄榄等。多食芝麻、核桃、糯米、蜂蜜、甘蔗等，可以起到滋阴、润肺、养血的作用。此外还可适当食用一些药膳，如参麦团鱼、蜂蜜蒸百合、橄榄酸梅汤等。

（3）养阴护阴：秋季是阴气生长的时候，此时养阴，精化为气，即藏精起气。秋冬养阴是指秋冬之时，万物敛藏，宜顺时而养，须互藏阴精，使精气内聚，以润五脏。这类食物有百合、银耳、莲子、西洋参等。

（4）宜多吃粥：初秋时节，天气仍较热，空气潮湿，闷热蒸人，且秋季瓜果大多成熟，难保人们不贪食过度，过食会损伤脾胃，所以秋天早晨多吃些粥，既可健脾养胃，又可带来一日清爽。秋天常食的粥有山楂粳米粥、鸭梨粳米粥、白萝卜粳米粥、杏仁粳米粥、橘皮粳米粥、柿饼粳米粥等。

（5）宜多吃鱼：秋天是需要进补的季节，但很多人都害怕大量进补会导致肥胖，此时不妨吃点鱼肉，鱼肉脂肪含量较低。

第63条　秋季养生——疾病预防方案

（1）预防秋燥：秋天雨水较少，天气干爽，人体容易虚火上炎从而出现“秋燥”，燥邪为害，最易耗伤人体津液；且燥易伤肺，秋气与人体的肺脏相通，肺气太强，容易导致身体的津液不足，出现津亏液少的“干燥症”，比如皮肤干燥、干咳等。

（2）预防感冒：秋季气候忽热忽凉，是伤风感冒的多发季节。预防感冒，要根据气温变化适当增减衣服，尤其是老年人更要注意；早晨用冷水洗脸，晚上用热水泡脚，可提高抵抗力；适当进行体育锻炼；早晨起床两手伸开，以掌相搓30次，并按摩迎香穴10次；注意居室的通风和消毒情况；出汗时不要马上脱衣摘帽。

（3）预防哮喘复发：哮喘患者对秋季的气温、湿度等的变化极为敏感，因为哮喘患者的抵抗力较弱，容易引起上呼吸道感染从而诱发哮喘。另外，食物和空气中过敏物质的大量增加也是该病易发的重要原因，因此哮喘患者首先要弄清致敏原，尽量避免与之接触。

第64条　冬季养生——冬季特点　冬季，指中国农历的10、11、12月，包括立冬、小雪、大雪、冬至、小寒、大寒等6个节气。冬季，天寒地冻，万物凋零，一派萧条零落的景象。冬季的特点是：

（1）阳气闭藏，阴气隆盛：冬季是一年中最冷的季节，水冰地裂，霜雪严凝，自然界万物都静谧闭藏以度冬日，人体的阳气也应顺应自然，闭藏不露，此谓“冬藏”。

（2）冬季多寒：冬季的气候特点主要是寒冷，万物生机潜伏闭藏。寒性凝滞会使血液循环不畅，同时易伤阳气，人体没有阳气温煦，气血循环不足，就会造成一系列的不适反应，如频繁感冒、月经不调、胃胀胃痛、心脑血管疾病发作等，所以养血活血是适宜大众的冬季养生之道。

（3）内应于肾：冬气内应于肾，肾主骨、藏精，主纳气，为阴中之至阴。冬季气候寒冷，水气当旺，若素体阳虚或久病阳虚，多在阴盛之冬季得病，此即所谓“能夏不能冬”。若肾失闭藏，肾不纳气，就会出现腰腿酸软、早泄、遗精、气喘、关节炎等表现。

第65条　冬季养生要点——养藏　冬季的养生要点为养肾防寒、敛阴护阳。《素问·四气调神大论》谓：“冬三月，此谓闭藏。水冰地坼，无扰乎阳，早卧晚起，必待日光，使志若伏若匿，若有私意，若已有得，去寒就温，无泄皮肤，使气亟夺，此冬气之应，养藏之道也。逆之则伤肾，春为痿厥，奉生者少。”

第66条　养肾防寒　寒气内应于肾，冬季阳气内敛，人体的生理活动也有所收敛，此时，肾既要维持冬季的热量输出，又要储存一定能量，所以养肾至关重要，养好了肾寒气自然无法入侵。另外，冬季以“藏”为特点，此时人体需要闭藏肾精，防止阳气外泄，要蓄积阳气、储存能量，因此冬季是人体进补的最佳时节。

第67条　冬季养生措施

（1）宁静为本，保养精神：在万物敛藏的冬季，人们应该顺应自然界的收藏之势，收藏阴精；精神情志方面也应该顺应闭藏之势，使神气内藏。“使志若伏若匿，若有私意，若已有得”是说在冬季应该避免各种不良情绪的干扰和刺激，让心情处于淡泊宁静的状态，遇事做到含而不露、秘而不宣，使心神安定自如。

（2）坚持运动：冬天，因为气候寒冷，许多人不愿意参加体育运动。但俗语有谓：“冬天动一动，少闹一场病；冬天懒一懒，多喝药一碗。”“夏练三伏，冬练三九。”这些都说明在冬季坚持体育锻炼，非常有益于身体健康。

（3）饮食调理：人们在经过了春、夏、秋三个季节的消耗之后，脏腑的阴阳气血会有所偏衰，冬季合理进补可以及时补充气血、抵御严寒侵袭，又能使来年少生疾病，因此，饮食上要注重对肾的调养（滋阴潜阳）。

（4）起居调摄：①早睡晚起；②保三暖：头暖、背暖、脚暖；③勤开窗，防“缺氧”；④洗澡注意水温，防止皮肤干燥。

（5）预防疾病：冬季气候寒凉，容易导致咳嗽、感冒、喘病等疾病，还容易诱发冠心病、高血压、慢性阻塞性肺疾病、慢性支气管炎的急性发作以及关节炎的发作。

第 68 条　冬季养生——运动调理方案

（1）冬季适宜运动：冬季室内外温差很大，尤其是清晨室外的气温很低，因此室内运动更为宜，原地伸展操、仰卧起坐、跳绳是不错的选择。依据年龄、身体情况的差异，还可以选择户外登山、冬泳、长跑、打球、滑冰、骑自行车等运动。

①跳绳：跳绳这项运动简单易行，但健身效果极佳，可以显著改善人体的控制能力和协调能力，还可锻炼肩关节和腕关节。随着跳动的节律，人体的心血管系统和呼吸系统能得到有效的锻炼。此外，跳绳还是一项有效的减肥运动。对于孩子们来说，雪地跳绳则有着更多的乐趣。

②冬泳：冬泳是一项集健身、防病、治病、抗衰为一体的运动项目，它能显著增强体质、提高机体免疫力。冬泳时，冷水的刺激可使人体血管不断收缩，从而锻炼了血管的弹性，起到了防止和延缓动脉硬化发生与发展的作用，对预防和缓解中老年人高黏血症效果明显。

（2）冬季运动禁忌：冬季感冒或发烧时，千万不要进行剧烈运动，否则会加重病情，甚至会诱发心肌炎或心肌梗死。在冬季进行运动锻炼，应注意保暖防冻。晨起室外气温低，宜多穿衣，待做好预备活动、身体暖和后，再脱去厚重的衣裤进行锻炼。锻炼完以后要及时穿好衣裤，注意保暖。另外，运动强度要安排得当，特别是跑步的速度，要由慢到快逐渐增加，运动量的大小要因人而异，循序渐进，尤其是年老体弱多病者和儿童的运动强度一定不要过大。

第 69 条　冬季养生——饮食调理方案

（1）增加御寒食物的摄入：寒冷的冬季往往会使人觉得不适，而且有些人由于体内阳气虚弱所以特别怕冷。因此，在冬季要适当食用具有御寒功效的食物进行温补和调养，以温养全身组织、增强体质、促进新陈代谢、提高防寒能力、维持机体组织功能活动、抵御外邪、减少疾病的发生，如羊肉、甲鱼、虾、海参、枸杞、韭菜、胡桃、糯米等。

（2）养肾防寒、驱寒保养第一方——当归生姜羊肉汤：

①原料：当归 15g、生姜 50g、羊肉 500g，料酒、酱油、食盐、葱、陈皮各适量。

②做法：将当归、生姜洗净切片，把羊肉剔除筋膜，放入沸水中焯去血水，过清水洗净，斩成小块，在砂煲内放入适量清水煮沸，加入当归、生姜、羊肉块、料酒，盖好盖子用文火煲 2～3 小时，加入食盐等调味后即可食用。

③功效：驱寒散邪，补益肝肾，调血止血。

（3）可以滋阴潜阳的食品：

①羊肉：冬天非常适合吃羊肉，因为羊肉性温，能助元阳、补精血、疗肺虚、益劳损，是良好的滋补强壮食物。

②鹅肉：可以防治咳嗽，还能补益五脏。

③鸭肉：冬天除吃补阳的食物外，还要注意补阴，鸭肉营养丰富，是滋补妙品，尤其适用于体内有热、上火的

人服用。

（4）宜多吃黑色食物：冬季在五行中属水，与肾相对应，故冬季固本补肾尤为重要。而五色中黑色通于肾，所以黑色食物入肾补肾，有益肾、抗衰老的作用，这类食物有黑芝麻、黑豆、黑米、黑木耳、蘑菇、乌鸡、海带、紫菜等。另外冬天食用一些坚果，亦有补肾养肾之功，如核桃、板栗、松子等。

（5）饮食禁忌：冬季饮食调养以温性食品为主，要少吃寒凉之品，保护阳气；应少吃咸味食品，咸味入肾，冬天肾的功能偏旺，如果再多吃咸味食品，肾气会更旺，从而损伤心阳；要防止进补太过导致阴阳失衡，冬季多用性温益精之品以补益精气，但不可过服，应适当给予滋补阴精之品。

第70条　冬季养生——疾病预防方案

（1）预防感冒、咳嗽、哮病、喘病、肺胀（慢性阻塞性肺疾病）：此类疾病是呼吸系统的常见病、多发病，好发于冬季，故冬季要注意对此类疾病的预防，在情志上要避免不良情绪，保持良好生活状态；饮食上避免寒凉刺激之品，不宜食生冷、过咸、辛辣、油腻之品，忌过饱，以免伤脾气；戒烟限酒；注意保暖；适当运动，如太极拳、八段锦等；常用的保健穴位有肾俞、气海、关元等。

（2）预防胸痹（冠心病）：由于寒冷刺激是冠心病发作的一个重要诱发因素，因此冬季是冠心病的高发季节。在情志上应保持平和心态，宽以待人；饮食上应合理膳食，避免饱餐，少食肥甘厚味、辛辣之品，可适当食用含膳食纤维的食物如粗粮、魔芋；戒烟限酒；避风寒，注意保暖；常用的保健穴位有膻中、内关等。

（3）预防骨关节病：骨关节病是老年人多发的疾病，中医认为此病的发生多与肝肾不足、筋骨失养有关，加之感受风、寒、湿邪闭阻经脉，故发此病，称为痹症。冬季寒冷，骨关节病易发作或加重，此类疾病患者要保持情绪稳定；可以借冬藏之际进补，补益肝肾，强筋壮骨；另外，患者还可以每天坚持睡前足浴，以促进下肢循环。常用的保健穴位有肩井、足三里、犊鼻、阳陵泉等。

（4）预防冻疮：冻疮是冬天的常见病，一旦发生，在寒冷季节较难治愈，一般要等天气转暖后才能治愈。减少冻疮发生的关键在于入冬前做好预防工作：用新鲜的生姜片涂抹常长冻疮的地方，连涂数天，可防止冻疮的发生；若冻疮已经发生，则可以将鲜姜汁加热熬成糊状，待凉后涂抹患处，每日 2 次，连涂 3 天见效。

第 71 条　冬季养生保健十法　①坚持冷水洗脸；②清晨喝温开水；③适当户外活动；④饮食药膳进补；⑤午间按摩头皮；⑥午后饮用茶水；⑦洗澡搓胸擦背；⑧傍晚做腰部操；⑨热水足浴护脚；⑩睡前双手搓腹。

第五篇 压力与健康

第1条　什么是压力　压力是指内外环境中的各种刺激作用于机体时产生的特异性反应，这些反应使机体从平静状态进入应激状态。从心理学角度来说，压力是由于事件和责任超出个人应对能力范围时所产生的焦虑状态；从生理学角度来说，压力是身体的疲惫和受折磨程度。

第2条　压力的利弊

（1）正性压力：适当的压力并非坏事，若压力调适得当，会转化为动力，不仅能减少疾病的发生，使自己活得更舒适、更有意义，还可驱使我们去挑战自己的能力，激发个人潜能。

（2）负性压力：让人焦虑易怒，使精神沮丧、情绪受挫，还会缩短寿命。负性压力是对一些外在或自己强加给自己的压迫的反应，会对身心产生不良的影响。

第3条　压力分类与对策

（1）预期的压力：是对未来的忧虑所引起的——制定计划，分解压力！

（2）情景压力：是现在的压力——保持沉着、冷静、理智！

（3）慢性压力：是长时间积累的压力——有计划、有耐心地做好每件事！

（4）残留的压力：是过去的压力——无法改写历史，随它去吧！

第4条　压力产生的原因——压力源　心理压力产生的原因是复杂的，我们将这些具有威胁性或伤害性并因此带来压力感受的事件或环境称为压力源。生活中的压力源可能来自人们自身，也可能来自外界环境。但是，人们最主要的压力源是人，人际关系是造成压力的最主要来源。

第 5 条　压力源的分类

（1）躯体性压力源：躯体性压力源是指对人的躯体直接发生刺激作用从而造成身心紧张状态的刺激物，包括物理的、化学的、生物的刺激物，如过高或过低的温度、微生物、变质食物、酸碱刺激等。这一类刺激是引起生理压力的主要原因。

（2）心理性压力源：心理性压力源是指来自人们头脑中的紧张性信息，如心理冲突与挫折、不切实际的期望、不祥预感以及与工作责任有关的压力和紧张等。它直接来自人们的头脑，反映了心理方面的困难。生活中的压力事件处处可见，但为什么有的人无动于衷，有的人却耿耿于怀，其区别往往与人们内心对压力的认知有关。

（3）社会性压力源：社会性压力源主要指造成个人生活方式上的变化，并要求人们对其做出调整和适应的情境与事件。社会性压力源包括个人生活中的变化，也包括社会生活中的重要事件。

（4）文化性压力源：文化性压力源最常见的是文化性迁移，即从一种语言环境或文化背景进入到另一种语言环境或文化背景中，使人面临全新的生活环境、陌生的风俗习惯和不同的生活方式，从而产生压力。若不改变原有习惯，适应新的变化，常常会出现不良的心理反应，甚至积郁成疾。

第6条 职业人士的压力源 ①工作时间过长；②公司组织混乱，人际关系复杂；③收入及职业不确定；④职业竞争过于激烈；⑤过分追求完美和细节；⑥过分追求名利；⑦工作过于单调；⑧沟通不足；⑨家庭关系不和谐。

第7条 压力下的生理反应 个体在压力状态下会出现一系列生理反应，主要表现在自主神经系统、内分泌系统和免疫系统等方面。例如，由于肾上腺素分泌增加导致心率加快、血压增高、呼吸急促、消化道蠕动和分泌减少、出汗等。

第8条 压力下的心理反应 压力引起的心理反应有警觉、注意力集中、思维敏捷、精神振奋等，这是适应的心理反应，有助于个体适应环境。过度的压力会带来负面反应，出现消极的情绪，如忧虑、焦躁、愤怒、沮丧、悲观失望、抑郁等，会使人思维狭窄、自我评价降低、自信心减弱、注意力分散、记忆力下降，表现出消极被动的情绪。有关心理学研究还表明，过度的压力会影响认知能力，压力越大，认知能力越差。

第9条 压力下的行为反应 一般而言，适度的压力会诱发或增强一些正向的行为反应，如寻求他人支持、学习处理压力的技巧等。压力过大过久，会引发不良的行为反应，如说话结巴、刻板动作、过度进食、攻击他人、失眠等。

第10条 压力可导致亚健康状态和疾病 当人们面临压力时会产生一系列生理上和心理上的反应。这些反应在一定程度上是机体主动适应环境变化的需要，它能唤起和发挥机体的潜能，增强机体的抗病能力。如果反应过于强烈、持久，可导致机体出现轻微的生理、心理及行为异常，从而导致亚健康；长期过度的压力，会导致机体出现明显的生理、心理及行为异常，从而产生疾病。

第11条　压力与亚健康——中年男性的梦魇　中年对于男性来说是一个临界点，事业蒸蒸日上，身体却每况愈下。儿子、丈夫、父亲、员工等多种角色的扮演，来自家庭、事业、社会的多重压力，正在使中年男性的身体遭到严重的透支。

第12条　压力与亚健康——职业女性的幸福短板　中国首部女性生活蓝皮书《中国女性生活状况报告》显示，2006年92.8%的女性承受着不同程度的工作压力，68.64%的女性很容易忧愁、抑郁，73.56%的女性觉得总是有做不完的工作，容易浑身乏力、懒散，42.59%的女性迫于压力计划参加专业课程。

第13条　压力与精神疾病　压力可导致抑郁症、焦虑症、恐惧症、神经衰弱、精神分裂症等精神疾病。2013年我国精神卫生宣传主题确定为“发展事业、规范服务、维护权益”，并决定在10月10日世界精神卫生日前后组织开展与精神健康相关的宣传活动，活动的关注对象为社会公众、精神障碍患者及其家属。

第14条　压力与常见的慢性疾病　与压力有关的常见疾病有消化道溃疡、高血压、高脂血症、冠心病、脑梗塞、糖尿病、高尿酸症等。研究证明，心理压力可使人的血压升高，会导致高血压病、冠状动脉硬化与心肌衰弱；而对那些动脉中本来就已有堵塞或曾有过心脏病发作的人来说，由心理压力导致的发病率可比其他人高出2~3倍。

第15条　压力管理——自我调节压力的方法　①寻找并分析自己的压力源是什么；②适当减压，不必给自己制定过高的目标；③放松心情，保持乐观向上的心态；④适度转移和释放压力；⑤劳逸结合，寻求工作以外的乐趣。

第16条　压力管理——组织层面的策略　①合理配置人力资源；②因人而异，不同的人给予不同压力；③对压力源进行管理；④建立良好的沟通机制；⑤建立压力咨询机制；⑥在企业组织体系中制定EAP（employee assistance program）计划。

第17条　压力干预——运动抗压　适度的有氧运动可以增加脑部氧气和养分的供应，有助于提升人们的注意力和解决问题的能力。有氧运动有助于排除体内废物。运动期间分泌的内啡肽可使人感到愉快，建议每星期做3~5次、每次30~45分钟的有氧运动，如步行、游泳、跳绳等。

第18条　压力干预——食得其法　每天吃5份不同的蔬菜和水果，多摄取不同的维生素。如果体质敏感，在压力大时应戒掉喝咖啡、浓茶、有咖啡因的汽水等的习惯。低盐饮食可防止血压升高。早餐多摄入蛋白质可以为学习和工作带来能量，晚餐多吃碳水化合物可助入眠。

第 19 条　压力干预——睡得其道　若睡眠充足、情绪较好，人的记忆力和解决问题的能力也会增强。睡眠时间的长短因人而异，一般为 7 ~ 9 小时，但也有人需要较短或较长的时间。环境许可的话，每天应午睡 15 ~ 30 分钟。养成定时上床就寝的习惯。压力大时需要更长的睡眠时间。

第 20 条　压力干预——情感管理　人际支持网络能为人们提供安全感，减轻恐惧感和压力感。多与家人和亲友相处可提升正面情绪，适度的身体接触可刺激“荷尔蒙催产素”的分泌，让心情更轻松。当然，要巩固人际关系，自己必须先踏出第一步。

第 21 条　压力干预——能力管理　兴趣或能力跟工作相适配，自然事半功倍。先处理好自己的情绪问题，再处理工作问题。找出工作压力的源头，分析清楚问题后尽力解决，实在无法解决时，再考虑是否需换一份工作。

第 22 条　压力干预——娱乐减压　培养兴趣可分散压力，在工作或人际关系不如意时，至少还有其他方式可供慰藉，如看小说、阅读报纸杂志、看电视、听音乐、养鱼、跳舞、画画、种植、打太极等，每天花在兴趣上的时间为 30 分钟至 1 小时。

第 23 条　压力干预——由心开始　正面思维有利于健康，能够提升抗压水平。在生活中应以正面及合乎现实的态度看待事物；积极培养正面心态，每晚回想几件当天值得珍惜或开心的事；学会随遇而安。

第 24 条　社会适应不良的干预方法　①加强学习与沟通技巧；②改善工作、生活和居住环境；③学会放弃和重新选择；④学会给自己定位，学会快速转换角色；⑤根据情况调整目标和欲望；⑥主动寻求他人的支持和帮助；⑦积极融入和谐社群。

第六篇　适宜保健技术

第1条　适宜保健技术　中医适宜技术，也称中医传统疗法、中医保健技能、中医特色疗法，是指安全有效、成本低廉、简便易学的中医药技术；其主要优点是简便验廉、内容丰富、范围广泛、历史悠久。

第2条　适宜保健技术的分类——针法　针法是一种利用特制针具，通过一定手法刺激人体腧穴或部位来防治疾病的方法。常用针法有毫针刺法、三棱针刺法、皮肤针与皮内针法、电针法、火针法、水针法、鍉针法、芒刺针法等。此外还有微针系统诊疗法，指采用针刺等方法刺激人体相对独立的特定部位，以诊断和治疗全身疾病的各种针刺疗法，因其刺激部位有别于传统经穴，且偏于应用短针而得名，主要包括头针、耳针、眼针、舌针、面针、鼻针、腹针等。“针灸疗法，重在得气，得气方法，提插捻转，虚实分清，补泻适宜。”

第3条　适宜保健技术的分类——灸法　灸法是一种运用艾绒或其他药物点燃后直接或间接在体表穴位上进行熏蒸、温熨，借灸火的热力以及药物的作用，通过经络的传导，达到防病治病目的的治法。

第4条　适宜保健技术的分类——手法类　手法类技术包括头部按摩、足底按摩、整脊疗法、捏脊疗法、按摩疗法、拨筋疗法、护肾疗法、小儿推拿疗法、点穴疗法等。例如，按摩足底的涌泉穴能够起到养生保健、益寿延年的功效。

第5条　适宜保健技术的分类——中医外治法　中医

外治法包括刮痧疗法、灌肠疗法、火罐疗法、药摩疗法、天灸疗法、盐熨疗法、熏洗疗法、药浴疗法、香薰疗法、火熨疗法、芳香疗法、外敷疗法、膏药疗法、中药蜡疗、敷脐疗法、蜂针疗法等。

第 6 条　适宜保健技术的分类——中医特色疗法

中医特色疗法包括方药应用（老中医验案、民间土单验方应用、古方今用、成药应用、临床自拟方应用）和中药雾化吸入法、中药茶饮法、中药药酒疗法、传统背脊疗法、饮食药膳、膏方疗法以及上述的外治法等。

第 7 条　适宜保健技术的分类——中药炮制技术

“依法炮制，复方配伍”是中医临床用药的特点。中药包括中药材、中药饮片和中成药三种。炮制是中医药中的专业制药术语，其历史悠久，经过炮制的中草药降低或消除了中药的毒副作用，保证了用药安全，可提高中草药的疗效。

第 8 条　六字诀　六字诀是吐纳功法中的一种，是指在呼气时用六个发音不同的字以疏通调和脏腑经络的气血。六字诀的六字是呬、呵、呼、嘘、吹、嘻，其中呬字配肺、呵字配心、呼字配脾、嘘字配肝、吹字配肾、嘻字配三焦，主要通过呼吸配合发音进行锻炼。

第 9 条　五禽戏　五禽戏是指华佗所创的效仿五种动物（虎、鹿、熊、猿、鹤）的活动进行的健身运动，对躯体及五脏都有良好的锻炼效果。五禽戏是一种外动内静、动中求静的功法，练习时应做到动静相兼、刚柔并举、内外兼备，可单练一禽之戏，也可选练两三个动作。五禽戏有五种类型的动作，其经典动作有虎寻食、鹿长跑、熊撼运、猿摘果、鹤飞翔。练时要求模仿得逼真，不仅要形似，而且要神似，如虎的威猛扑动、鹿的伸颈回首、猿的机灵敏捷、熊的深厚沉稳、鹤的展翅翘立。

第 10 条　八段锦　八段锦是古人创编的八节由不同动作组成的养生保健操。八段锦能柔筋健骨、养气壮力，具有行气活血、协调五脏六腑之功，共八式："双手托天理三焦，左右开弓似射雕，调理脾胃须单举，五劳七伤往后瞧，摇头摆尾去心火，两手攀足固肾腰，攒拳怒目增气力，背后七颠百病消。"每一式都有其独自的功效，既可选择单式或几式练习，也可以整套练习。

第 11 条　太极拳　太极拳是集颐养性情、强身健体、防击对抗等多种功能为一体，结合阴阳五行学说、经络学说以及古代的导引术和吐纳术形成的一种内外兼修、刚柔相济、缓慢、轻灵的中国传统拳术。太极拳是一种温和的全身运动，男女老幼都可练习。打太极拳可以改善呼吸功能和血液循环，使人体经络舒畅，新陈代谢旺盛，体质得到增强。

第 12 条　常用保健按摩穴位——足三里

取穴：位于小腿前外侧，犊鼻下 3 寸，距胫骨前缘一横指（中指）处。找穴时左腿用右手、右腿用左手，以食指第二关节沿胫骨上移，至有突出的斜面骨头阻挡为止，指尖处即为此穴。

方法：中指指腹按压5分钟。

功效：防治虚劳诸证，为强身健体之保健要穴。

第13条　常用保健按摩穴位——内关

取穴：位于前臂掌侧，曲泽穴与大陵穴的连线上，腕横纹往上3寸。

方法：食指指尖按压3分钟或100次。

功效：防治心悸、心动过速、恶心、失眠等。

第14条　常用保健按摩穴位——合谷

取穴：自然半握拳，位于手背部位，第一与第二掌骨中点，拇指侧。

方法：食指或拇指指尖按压3分钟或100次（指压时应朝小指方向用力，而非垂直于手背直上直下地按压）。

功效：防治牙齿或牙龈疼痛、三叉神经痛、面部神经麻痹、打嗝等。

第15条　常用保健按摩穴位——列缺

取穴：位于前臂桡侧缘，桡骨茎突上方，腕横纹上1.5寸，肱桡肌与拇长展肌腱之间。简易取穴法：两手虎口自然平直交叉，一手食指按在另一手桡骨茎突上，指尖下凹陷处即是。

方法：指尖按压3~5分钟。

功效：防治头痛、颈痛等。

第16条　常用保健按摩穴位——阳陵泉

取穴：膝盖斜下方，小腿外侧之腓骨小头稍前凹陷处。

方法：指腹按压或揉摩5~10分钟。

功效：防治膝盖疼痛、脚麻痹或抽筋、腰腿疲劳等。

第 17 条　常用保健按摩穴位——三阴交

取穴：位于小腿内侧，内踝高点上 3 寸（约 4 横指），胫骨内侧面后缘。

方法：指腹按压或揉摩 5 ~ 10 分钟。

作用：防治月经不调、遗精、阳痿、失眠、胃肠不适等。

第 18 条　常用保健按摩穴位——涌泉

取穴：位于足底蜷足时足前部凹陷处。

方法：按揉推擦 3 ~ 5 分钟，或至足心有热感。

作用：可促进气血通畅、消除疲劳、温补肾经、益精填髓，可防治腰酸腿软、下肢浮肿、失眠等。

第 19 条　常用保健按摩穴位——关元

取穴：位于下腹部前正中线上，肚脐正下方 3 寸（约 4 横指）。

方法：早晚按揉 3 ~ 5 分钟。

作用：防治元气虚损性疾病及少腹疼痛、尿频、遗尿、遗精、阳痿、早泄、月经不调等。

第 20 条　常用保健小动作——叩齿咽津

方法：口轻闭，上下牙齿稍用力连续咬合 100 ~ 1000 次，再鼓起两腮作漱口状，将口中津液咽下。

作用：“肾液为唾”，肾的盛衰关系到唾液的盈亏，反之唾液也能滋补肾精。肾精充足，则能内养五脏，外润肌肤，使皮肤细嫩有光泽。同时，“肾主骨”，牙齿的生长脱落也与肾中精气有关。“津既咽下，在心化血，在肝明目，在脾养神，在肺助气，在肾生津，自然百骸调畅，诸病不生。”

第21条　常用保健小动作——颈部运动

方法：①左右转头：两手叉腰，头以颈为轴向左转80~85度，回中位，同样再以颈部为轴向右转，回中位。②前低后仰：两手叉腰，头摆正，头向前倾45度左右（即低头），回中位，头再向后倾45度左右（即抬头），回中位。③左右摆头：两手叉腰，头摆正，头向左摆45度左右，然后回中位，头再向右摆45度左右，再回中位。

作用：预防颈椎病。

第22条　常用保健小动作——拉耳运动

方法：先将两手掌相互摩擦发热，再同时轻轻揉搓耳廓2~3分钟，然后将拇指和食指屈曲，由上而下地揉搓耳廓，至耳垂时开始向下有节奏地反复牵拉耳垂30~50次，最后用食指按压耳孔前面的耳屏，一按一松，使外界气体对鼓膜产生按摩作用。

作用：“肾主藏精，开窍于耳”，我们的耳垂上有很多穴位，拉耳运动不仅能起到增强听力的作用，而且可以养生保健，长期坚持可以调节神经内分泌功能，能防治神经衰弱、头痛等。

第23条　常用保健小动作——腰部运动

（1）伸懒腰：双手握拳向上举，同时挺胸深吸一口气，手伸直举到头上后停顿3~5秒，然后两手从身体两侧缓缓放下，与此同时慢慢呼气。

（2）弯腰运动：轻轻弯腰至 90 度，两个手臂像大鹏飞行一样伸展开，但不要将头抬起来，手臂越高越好。这个动作还可以增加颈椎肌肉的韧性。

（3）腰部按摩：两手掌放在腰部，左手顺时针（同时右手逆时针）旋转 12 圈，然后停顿 5 秒，两手再向与刚才相反的方向旋转 12 圈。

第 24 条　常用保健小动作——肚脐按摩

方法：双手四指重叠，以肚脐为圆心，先顺时针旋转，再逆时针旋转，各 100 次。注意，在这个过程中手要紧贴着肚脐，不能离开，只能随着意念转动；旋转时的速度以个人的呼吸速度为度，能达到缓慢呼吸为佳。

作用：保健肠胃，对慢性便秘、消化不良、胃痛、肠粘连等都有一定的效果，同时还具有壮阳养阴之功。

第 25 条　常用保健小动作——提肛运动

方法：利用意念，有意识、有规律地收缩和放松肛门括约肌，连续 300 次。

作用：提肛运动可提升中气、强壮脏腑，调节气血阴阳，有固精益肾、延缓衰老之功，对于肥胖、长期便秘、男性前列腺疾病患者具有一定的缓解作用。

第 26 条　常用保健小动作——头面按摩

梳发：微展五指，以中指为中心，从额部向后梳至枕部，梳 30 ~ 50 次，可使头发柔软，有利于改善头部血液循环。

面部按摩：揉太阳穴，轻刮眼眶和鼻梁，有美容保健的作用。

第 27 条　常用保健小动作——腹式呼吸

方法：吸气时让腹部凸起，呼气时收缩腹部使之凹入。

作用：可增加腹压，刺激肠胃蠕动，加快体内毒素的清除，调节胃肠道功能。

第 28 条　中成药的定义　中成药是在中医药理论指导下，以中药饮片为原料，按规定的处方和标准制成的、具有一定规格剂型的、可直接用于防治疾病的制剂。

第 29 条　使用中成药的基本原则　①辨证用药；②辨病用药；③辨病、辨证结合用药；④选择合适剂型；⑤合理选择给药途径。

第 30 条　联合用药的基本原则

（1）中成药与西药联合使用的注意事项：尽量避免配伍使用；注意药物间的相互作用，避免发生不良反应；若必须合用，建议间隔使用。

（2）中成药联合使用的注意事项：两个具有相似功效的毒性药材或药性猛烈的中成药配伍时易发生毒副作用；含有“十八反”“十九畏”药对的中成药同用，会出现不良反应，故此类药物应在专业中医师指导下应用中成药。

第 31 条　孕妇使用中成药的基本原则　①对胎儿无损害；②尽量口服给药；③禁用妊娠禁用药；④慎用妊娠慎用药。

第32条　妊娠禁忌药物　妊娠禁忌药物是指含有可以导致妊娠期妇女流产或对胎儿有致畸作用成分的中成药，多是毒性较强或药性猛烈的药物，如砒霜、雄黄、轻粉、蟾酥、斑蝥、麝香、水蛭、虻虫、土鳖虫、商陆、甘遂、大戟、芫花、马钱子、乌头、附子、三棱、莪术、牵牛子、巴豆等。

第33条　妊娠慎用药物　妊娠慎用药物是指含有可能会导致妊娠期妇女流产或对胎儿有致畸作用成分的中成药，如桃仁、红花、牛膝、蒲黄、五灵脂、凌霄花、虎杖、干姜、肉桂、三七、半夏、天南星、白附子、冬葵子、瞿麦、木通、硫黄等。

第34条　儿童使用中成药的基本原则　①根据不同年龄阶段儿童生理特点选择恰当的药物；②根据药物年龄体重对照量表选择相应药量；③含有较大毒副作用的中成药，应充分衡量其风险和预期疗效；④尽量采取口服或外用途径，慎重使用中药注射剂。

第35条　具有清热解毒、祛湿功效的中成药（可用于细菌、病毒等感染）　连花清瘟胶囊、小柴胡颗粒、银翘解毒丸、双黄连口服液、牛黄解毒片、黄连上清丸、三金片、感冒清片（胶囊）、蓝芩颗粒（口服液）、复方板蓝根颗粒、冬凌草片（胶囊）、桂林西瓜霜、穿心莲片（胶囊）、清热解毒片（胶囊、颗粒）、莲必治注射液、维C银翘片、柴石退热颗粒、九味双解口服液、桑菊感冒丸、柴银颗粒（口服液）、芎菊上清丸、金莲清热颗粒、十滴水、甘露消毒丸、重感灵片（胶囊）、复方双花片、复方银花解毒颗粒、桂黄清热颗粒、银黄片、鱼腥草注射液、茵栀黄颗粒（口服液、注射液）、盐酸小檗碱片（黄连素片）、葛根芩连丸、肿节风片（胶囊、颗粒、注射液）、夏枯草颗粒、抗病毒颗粒（口服液）等。此类药物应按照说明书使用或在专业中医师指导下用药。

第36条　具有调节机体机能功能的中成药　生脉散、归脾丸、玉屏风颗粒、六味地黄丸、金匮肾气丸、附子理中丸、良附丸、黄芪建中丸、小建中片（颗粒、胶囊）、补中益气丸、参苓白术散、八珍丸、四君子丸（颗粒）、健脾丸、四逆汤（散、颗粒）、二陈丸、虚寒胃痛胶囊、黄芪片、左归丸、右归丸、桂附地黄丸、苁蓉益智颗粒、香砂养胃丸、缩泉丸、参芪十一味片（胶囊、颗粒）、刺五加片（胶囊、颗粒）、当归补血丸、复方阿胶浆、大补阴丸、养阴生血合剂、益血生片、二至丸、杞菊地黄丸、济生肾气丸、人参养荣丸、四神丸、地榆升白片、生血宁片等。此类药物应按照说明书使用或在专业中医师指导下用药。

第37条　急症常用中成药　安宫牛黄丸、紫雪丹（紫雪散）、局方至宝丹、清开灵口服液及注射液、片仔癀、六神丸、复方丹参滴丸、云南白药、安脑丸、瓜霜退热灵胶囊、醒脑静注射液、珍黄安宫片、苏合香丸、礞石滚痰丸、参麦注射液、生脉注射液、稳心片（胶囊、颗粒）、益气复脉胶囊、脑心通丸、丹红注射液、灯盏注射液、红花注射液等。此类药物应按照说明书使用或在专业中医师指导下用药。

第 38 条　小儿常用中成药　小儿感冒舒颗粒、小儿柴桂退热颗粒、玉屏风颗粒、小儿双清颗粒、丁桂儿脐贴、小儿咳喘灵颗粒、小儿肺热清颗粒、小儿金丹片、小儿消积止咳颗粒、健脾丸、醒脾养儿颗粒、六味地黄丸、小儿香橘丸、小儿消食片、保和丸、化食丸、小儿百寿丹、启脾丸、小儿化食丸、儿康宁糖浆、小儿至宝丸、五粒回春丹等。此类药物应按照说明书使用或在专业中医师指导下用药。

第 39 条　老人常用中成药　杞菊地黄丸、麻子仁丸、济生肾气丸、香砂六君子丸、降脂通便胶囊、苁蓉通便口服液、厚朴排气合剂、附子理中丸、复方丹参片、脑血康丸、正天丸、人参养荣丸、养心生脉颗粒、益脑片（胶囊）、柏子养心丸、枣仁安神胶囊、天王补心丹、脑心通、速效救心丸、芪参胶囊、归芪活血胶囊、益心丸等。此类药物应按照说明书使用或在专业中医师指导下用药。

第 40 条　孕产妇常用中成药　寿胎丸、生化丸、新生化片（颗粒）、五加生化胶囊、安宫止血颗粒、葆宫止血颗粒、补血益母丸、补血生乳颗粒、桂枝茯苓丸、坤复康片（胶囊）、孕康颗粒、滋肾育胎丸、得生丸、保妇康栓、八珍益母丸、乌鸡白凤丸、妇科十味片、少腹逐瘀汤、丹黄祛瘀片、七制香附丸等。此类药物应按照说明书使用或在专业中医师指导下用药。